服务业清洁生产培训系列教材

医疗机构
清洁生产培训教材

孙晓峰　王　靖　李晓丹　等 编著

U0196726

化学工业出版社

·北京·

本书共 8 章，在简要介绍清洁生产的概念及国内实践基础上，简述了服务业清洁生产现状及发展趋势、医疗机构概况及特点、医疗机构清洁生产审核方法、医疗机构评价指标体系及评价方法、医疗机构清洁生产先进管理经验和技术、医疗机构清洁生产审核案例、服务业清洁生产组织模式和促进机制；书后还附有行业政策类和技术类文件，便于读者查阅。

　　本书旨在促进医疗机构清洁生产工作，提升行业技术水平和管理水平，推动审核单位、咨询服务机构及管理者从不同角度推进清洁生产相关工作，可供从事清洁生产研究的技术人员和管理人员参考，也可供高等学校环境科学与工程及相关专业师生参阅。

图书在版编目（CIP）数据

医疗机构清洁生产培训教材/孙晓峰等编著. —北京：化学工业出版社，2019.8
服务业清洁生产培训系列教材
ISBN 978-7-122-34621-6

Ⅰ.①医… Ⅱ.①孙… Ⅲ.①医院-清洁卫生-技术培训-教材 Ⅳ.①R197.322

中国版本图书馆 CIP 数据核字（2019）第 111315 号

责任编辑：刘　婧　刘兴春　　　　　　装帧设计：韩　飞
责任校对：王鹏飞

出版发行：化学工业出版社（北京市东城区青年湖南街 13 号　邮政编码 100011）
印　　刷：三河市航远印刷有限公司
装　　订：三河市宇新装订厂
710mm×1000mm　1/16　印张 9¼　字数 144 千字　2020 年 3 月北京第 1 版第 1 次印刷

购书咨询：010-64518888　　　　　　售后服务：010-64518899
网　　址：http://www.cip.com.cn
凡购买本书，如有缺损质量问题，本社销售中心负责调换。

定　价：58.00 元　　　　　　　　　　　　　版权所有　违者必究

《医疗机构清洁生产培训教材》
编著人员名单

编著者 (排名不分先后)：

孙晓峰　王　靖　李晓丹　李　旭

于承迎　孙　楠　李　靖　李忠武

陈　征　薛鹏丽　高　山　程言君

张佟佟

清洁生产，其核心思想是将整体预防的环境战略持续运用于生产过程、产品和服务中，以提高生态效率，并减少对人类和环境的威胁，实现节能、降耗、减污、增效的目标。清洁生产标志着环境保护思路从"末端治理"转为"源头控制"，以及环境保护战略由"被动反应"转变为"主动行动"。

　　自 20 世纪 70 年代起，国际社会开始推行清洁生产，把其视为实现人类社会可持续发展的重要方式。目前欧盟部分国家、美国、加拿大、日本和中国均在推行清洁生产机制。我国清洁生产工作历经 20 余年发展，现已基本形成了一套比较完善的清洁生产政策法规体系。目前全国已建立 20 多个省级清洁生产中心，清洁生产成为国家深入推进节能减排工作、促进产业升级、实现经济社会可持续发展的重要途径。

　　北京市自 1993 年起积极推行清洁生产，结合经济社会发展特点及节能环保工作要求，清洁生产审核评估的开展、清洁生产项目的推广，在全市产业结构优化调整、技术升级改造、节能减排、治理空气污染等方面发挥了重要作用。

　　2012 年，北京服务业增加值占全市 GDP 比重超过 75％，服务业发展带来的能源资源消耗和环境污染问题逐步凸显。因此，北京市选取能耗、水耗、污染物排放较高的医疗机构、高等院校、住宿餐饮、商业零售、洗衣、沐浴、商务楼宇、交通运输、汽车维修及拆解、环境及公共设施管理 10 个重点领域作为试点，探索开展服务业清洁生产工作，并获得国家发展改革委、财政部批准成为全国唯一一个服务业清洁生产试点城市。经过多年的探索实践，北京市建立了服务业清洁生产推广模式，制定了服务业 10 个重点领域清洁生产评价指标体系，推广了一批服务业清洁生产示范项目，取得了较好的环境效益和经济效益，为实现服务业绿色发展提供了技术支撑。

　　"服务业清洁生产系列教材"就是在系统总结北京市服务业清洁生

产工作经验的基础上编著的，共包括 10 个分册，分别针对服务业 10 个重点领域阐述了清洁生产审核方法、先进管理经验和技术等内容，填补了服务业清洁生产相关图书空白。

近年来，北京市医疗机构快速发展，根据《2017 年北京市卫生计生事业发展统计公报》，截至 2017 年北京市医疗机构 10986 家，其中三级医疗机构 118 家、二级医疗机构 163 家、一级医疗机构 649 家。与此同时，节能和环保问题逐渐凸显，资源能源消耗量较高、空调系统等节能环保设备使用率低、环境管理水平还有待提高等诸多问题制约了医疗机构的健康持续发展。

国家和北京市加强了医疗机构的低碳环保发展指导，先后出台了《医疗机构水污染物排放标准》《卫生部关于进一步加强医疗卫生机构节能减排工作的通知》《绿色医院建筑评价标准》等一系列政策、法规和标准。在国家环境保护法律法规、政策标准的引导下，一些医疗机构积极推行清洁生产，行业技术水平和管理水平得以快速提升，因此如何进一步推进医疗机构可持续发展，推行和强化环境管理成为重中之重。

本书由长期工作在清洁生产一线的专业技术人员、管理人员及从事医疗机构节能环保专家共同完成。在本书编著过程中，部分医疗机构、清洁生产咨询机构为本书提供了大量数据、图片和资料；在本书成稿过程中得到了轻工业环境保护研究所的薛鹏丽、高山、程言君、张佟佟等同仁的大力支持；此外还得到了北京节能环保中心李旭、于承迎、孙楠、李靖、李忠武、陈征等同事的积极配合，在此一并表示诚挚的谢意。

限于编著者水平和编著时间，书中不足和疏漏之处在所难免，敬请读者批评指正。

编著者
2019 年 6 月

第4章　医疗机构清洁生产审核方法 　32

第5章 医疗机构评价指标体系及评价方法　　51

第6章 医疗机构清洁生产先进管理经验和技术　　71

第 7 章　医疗机构清洁生产审核案例　　109

第 8 章　服务业清洁生产组织模式和促进机制　　119

附录 行业政策类和技术类文件　126

第1章

清洁生产概述

1.1 清洁生产的起源

清洁生产（cleaner production）是一种为节约资源和保护环境而采取的综合预防战略，是在回顾和总结工业化实践的基础上提出的，是社会经济发展和环境保护对策演变到一定阶段的必然结果。清洁生产是人们思想和观念的一种转变，是环境保护战略由"被动反应"向"主动行动"的一种转变。它综合考虑了生产、服务和消费过程的环境风险、资源和环境容量、成本和经济效益。与以往不同的是，清洁生产突破了过去以末端治理为主的环境保护对策的局限，将污染预防纳入产品设计、生产过程和所提供的服务之中，是实现经济与环境协调发展的重要手段。

工业化初期，由于人们对自然资源与能源的合理利用缺乏认识，对污染控制技术缺乏了解，采用粗放型的生产方式，片面追求经济的快速跃进，造成自然资源与能源的巨大浪费。部分工业废气、废水和废渣主要靠自然环境的自身稀释和自净能力进行消化，对污染物排放的数量和毒性缺乏管理，造成了污染物在不同环境介质中转移，加大了环境污染范围和人群健康危害。随着工业化进程的推进以及对自然了解的逐渐深入、科学技术的不断发展，人们开始思考通过在污染产生的源头减少其产生量的办法来解决环境污染问题。

清洁生产概念最早可追溯到 1976 年。当年欧共体（欧洲共同体，现欧盟）在巴黎举行"无废工艺和无废生产国际研讨会"，会上提出"消除造成污染的根源"的思想；1979 年 4 月欧共体理事会宣布推行清洁生产政策；

1984 年、1985 年、1987 年欧共体环境事务委员会三次拨款支持建立清洁生产示范工程。

进入 20 世纪 80 年代以后，随着工业的发展，全球性的环境污染和生态破坏越来越严重，能源和资源的短缺也日益困扰着人们。在经历了几十年的末端治理之后，美国等发达国家重新审视环境保护历程，虽然大气污染控制、水污染控制以及固体和有害废物处置方面均已取得显著进展，空气、水环境质量等取得明显改善，但全球气候变暖、臭氧层破坏等环境问题仍令人望而生畏。人们认识到，仅依靠实施污染治理所能实现的环境改善是有限的，关心产品和生产过程对环境的影响，依靠改进生产工艺和加强管理等措施来消除污染可能更为有效。

1989 年 5 月，联合国环境规划署工业与环境规划活动中心（UNEP IE/PAC）根据联合国环境规划署（UNEP）理事会会议的决议，制定了《清洁生产计划》，在全球范围内推进清洁生产。该计划的主要内容之一为组建两类工作组：一类为制革、造纸、纺织、金属表面加工等行业清洁生产工作组；另一类为清洁生产政策及战略、数据网络、教育等业务工作组。该计划还强调要面向政界、工业界、学术界人士，提高清洁生产意识，教育公众，推进清洁生产的行动。1992 年 6 月，在巴西里约热内卢召开的联合国环境与发展大会上，通过了《21 世纪议程》，号召工业提高能效，更新替代对环境有害的产品和原料，推动实现工业可持续发展。

自 1990 年以来，联合国环境规划署已先后在坎特伯雷、巴黎、华沙、牛津、汉城（今韩国首尔）、蒙特利尔举办了六次国际清洁生产高级研讨会。在 1998 年 10 月汉城第五次国际清洁生产高级研讨会上，出台了《国际清洁生产宣言》，包括 13 个国家的部长及其他高级代表和 9 位公司领导人在内的 64 位签署者共同签署了《国际清洁生产宣言》。该宣言的主要目的是提高公共部门和私有部门中关键决策者对清洁生产战略的理解，它也会激励对清洁生产咨询服务的更广泛的需求。《国际清洁生产宣言》是管理者落实清洁生产的公开承诺。

20 世纪 90 年代初，经济合作与发展组织（OECD，以下简称"经合组织"）在许多国家采取不同措施鼓励采用清洁生产技术。例如在德国，将 70% 投资用于清洁工艺的工厂可以申请减税；在英国，制定了税收优惠政策来促进风力发电。自 1995 年以来，经合组织鼓励许多国家把环境战略落实到产品，引进生命周期分析，以确定在产品寿命周期中的哪一个阶段有可能削减或替代原材料投入并以最低费用消除污染物和废物。这一战略引导生产商和制造商以及政府政策制定者去寻找更有效的途径来实现清洁生产。

美国、荷兰、丹麦等发达国家在清洁生产立法、机构建设、科学研究、信息交换、示范项目等领域取得了明显成就。发达国家清洁生产政策有两个重要倾向：一是着眼点从清洁生产技术逐渐转向产品全生命周期；二是从多年前大型企业在获得财政支持和其他对工业的支持方面拥有优先权转变为更重视扶持中小企业进行清洁生产，包括提供财政补贴、项目支持、技术服务和信息等措施。

当前，全球面临着环境风险不断增长、气候异常、生态环境质量恶化以及资源能源紧缺等多重挑战，清洁生产理念已经从工业向农业、服务业及社会生活渗入。生态设计、产品全生命周期控制、废物资源化利用等将成为今后清洁生产的发展方向，并将持续影响人们日常生活的方方面面。

1.2　清洁生产的概念

1.2.1　什么是清洁生产

清洁生产是人们思想和观念的一种转变，是环境保护战略由"被动反应"向"主动行动"的一种转变。联合国环境规划署对各国开展的污染预防活动进行分析后，提出了清洁生产的定义："清洁生产是一种新的创造性的思想，该思想将整体预防的环境战略持续应用于生产过程、产品和服务中，以增加生态效率和减少人类及环境的风险。

① 对生产过程，节约原材料和能源，淘汰有毒原材料，减少废物的数量和毒性；

② 对产品，减少从原材料提炼到产品最终处置的全生命周期的不利影响；

③ 对服务，将环境因素纳入设计和所提供的服务中。"

《中华人民共和国清洁生产促进法》对清洁生产的定义如下：清洁生产是指不断采取改进设计、使用清洁的能源和原料、采取先进的工艺技术与设备、改善管理、综合利用等措施，从源头削减污染，提高资源利用效率，减少或者避免生产、服务和产品使用过程中污染物的产生和排放，以减轻或者消除对人类健康和环境的危害。

清洁生产是一种全新的环境保护战略，是从单纯依靠末端治理逐步向过程控制的一种转变。清洁生产从生态、经济两大系统的整体优化出发，借助各种相关理论和技术，在产品的整个生命周期的各个环节采取战略性、综合性、预防性措施，将生产技术、生产过程、经营管理及产品等与物流、能量、信息等要素有机结合起来并优化其运行方式，从而实现最小的环境影响、最少的资源能源使用、最佳的管理模式以及最优化的经济增长水平，最终实现经济的可持续发展。

传统的经济发展模式不注重资源的合理利用和回收利用，大量、快速消耗资源，对人类健康和环境造成危害。清洁生产注重将综合预防的环境战略持续地应用到生产过程、产品和服务中，以减少对人类和环境的危害。

具体来说，清洁生产主要包括 3 个方面的含义：

① 自然资源的合理利用，即要求以投入最少的原材料和能源，生产出尽可能多的产品，提供尽可能多的服务，包括最大限度地节约能源和原材料、利用可再生能源或清洁能源、利用无毒无害原材料、减少使用稀有原材料、循环利用物料等措施；

② 经济效益最大化，即通过节约能源、降低损耗、提高生产效益和产品质量，达到降低生产成本、提升企业的竞争力的目的；

③ 对人类健康和环境的危害最小化，即通过最大限度地减少有毒有害物料的使用、采用无废或者少废技术和工艺、减少生产过程中的各种危险因素、回收和循环利用废物、采用可降解材料生产产品和包装、合理包装以及改善产品功能等措施，实现对人类健康和环境的危害最小化。

1.2.2 为什么要推行清洁生产

1.2.2.1 推行清洁生产是可持续发展战略的要求

1992 年在巴西里约热内卢召开的联合国环境与发展大会是世界各国对环境和发展问题的一次联合行动。会议通过的《21 世纪议程》制定了可持续发展的重大行动计划，可持续发展已取得各国的共识。

《21 世纪议程》将清洁生产看作是实现持续发展的关键因素，号召工业提高能效，开发更清洁的技术，更新、替代对环境有害的产品和原材料，实现环境和资源的保护和有效管理。

1.2.2.2　推行清洁生产是控制环境污染的有效手段

自 1972 年斯德哥尔摩联合国人类环境会议以后，虽然国际社会为保护环境做出了很大努力，但环境污染和自然环境恶化的趋势并未得到有效控制。与此同时，气候变化、臭氧层破坏、海洋污染、生物多样性损失和生态环境恶化等全球性环境问题的加剧，对人类的生存和发展构成了严重的威胁。

造成全球环境问题的原因是多方面的，其中以被动反应为主的"先污染，后治理"的环境管理体系存在严重缺陷。

清洁生产彻底改变了过去被动的污染控制手段，强调在污染产生之前就予以削减，即在生产和服务过程中减少污染物的产生和对环境的影响。实践证明，这一主动行动具有效率高、较末端治理花费少、容易被企业接受等特点。

1.2.2.3　推行清洁生产可大幅降低末端治理负担

目前，末端治理是控制污染最重要的手段，对保护环境起着极为重要的作用，但人们也付出了高昂的代价。

清洁生产可以减少甚至在某些情形下消除污染物的产生。这样，不仅可以减少末端处理设施的建设投资，而且可以减少日常运行费用。

1.2.2.4　推行清洁生产可提高企业的市场竞争力

清洁生产有助于提高管理水平，节能、降耗、减污，从而降低生产成本，提高经济效益；同时，清洁生产还可以树立企业形象，促使公众支持企业产品。

随着全球性环境污染问题的日益加剧，能源、资源耗竭对可持续发展的威胁以及公众环保意识的提高，一些发达国家和地区认识到进一步预防和控制污染的有效途径是加强产品及其生产过程以及服务的环境管理。欧共体于 1993 年公布了《欧共体环境管理与环境审核规则》（EMAS），并于 1995 年 4 月实施；英国于 1994 年颁布《BS7750 环境管理体系规范》；加拿大、美国等国家也制定了相应的标准。国际标准化组织（ISO）于 1993 年 6 月成立了环境管理技术委员会（ISO/TC 207），要通过制定和实施一套环境管理的国际标准（ISO 14000）规范企业和社会团体等组织的环境行为，以达到节省资源、减少环境污染、改善环境质量、促进经济持续、健康发展的目的。由此可见，推行清洁生产不仅对环境保护而且对企业的生产和销售产生重大影响，直接关系到企业的市场竞争力。

1.2.3 如何实施清洁生产

（1）政府层面推行清洁生产应采取的措施

① 完善法律法规，制定经济激励政策以鼓励企业推行清洁生产；

② 制定标准规范，指导企业推行清洁生产；

③ 开展宣传培训，提高全社会清洁生产意识；

④ 优化产业结构；

⑤ 支持清洁生产技术研发，建立清洁生产示范项目；

⑥ 壮大环保服务产业，提高清洁生产技术服务能力等。

（2）企业层面推行清洁生产应采取的措施

① 制定清洁生产战略计划；

② 加强员工清洁生产培训；

③ 开展产品（服务）生态设计；

④ 应用清洁生产技术装备；

⑤ 提高资源能源利用效率；

⑥ 开展清洁生产审核等。

1.3 中国清洁生产实践

中国清洁生产的形成和发展经历了如下 3 个阶段。

（1）引进阶段（1989—1992 年）

1992 年，中国积极响应联合国可持续发展战略和《21 世纪议程》倡导的清洁生产号召，将推行清洁生产列入《环境与发展十大对策》，由此正式拉开了中国实施清洁生产的序幕。1992 年 5 月国家环保总局（现生态环境部）与联合国环境规划署联合在中国举办了第一次国际清洁生产研讨会，首次推出"中国清洁生产行动计划（草案）"。

（2）试点示范阶段（1993—2002 年）

1993 年 10 月，在第二次全国工业污染防治会议上，国务院、国家经贸委及国家环保总局明确了清洁生产在我国工业污染防治中的地位。

1994 年，《中国二十一世纪议程》将清洁生产列为优先领域。

1999 年，《关于实施清洁生产示范试点的通知》选择北京等 10 个城市作为清洁生产试点城市；选择石化等 5 个行业作为清洁生产试点行业。

（3）建章立制及全面推广阶段（2003 年至今）

2002 年 6 月，第九届全国人大常委会第二十八次会议审议通过《中华人民共和国清洁生产促进法》（以下简称《清洁生产促进法》），于 2003 年 1 月 1 日起施行。《清洁生产促进法》的颁布使清洁生产纳入法制化轨道。为了全面贯彻实施《清洁生产促进法》，国家发展改革委、国家环保总局联合下发了《清洁生产审核暂行办法》。

2004 年 10 月，财政部发布《中央补助地方清洁生产专项资金使用管理办法》，由中央财政预算安排用于支持重点行业中小企业实施清洁生产，重点支持石化、冶金、化工、轻工、纺织、建材等行业。

2005 年至今，《重点企业清洁生产审核程序的规定》《关于进一步加强重点企业清洁生产审核工作的通知》《关于深入推进重点企业清洁生产的通知》等促进了我国清洁生产工作的深入开展。

2009 年 10 月，财政部与工信部联合发布《中央财政清洁生产专项资金管理暂行办法》，中央财政预算安排的，专项用于补助和事后奖励清洁生产技术示范项目。

2011 年 3 月，《中华人民共和国国民经济和社会发展第十二个五年规划纲要》提出：加快推行清洁生产，在农业、工业、建筑、商贸服务等重点领域推进清洁生产示范，从源头和全过程控制污染物产生和排放，降低资源消耗。

2011 年 12 月，《国家环境保护"十二五"规划》提出：大力推行清洁生产和发展循环经济。提高造纸、印染、化工、冶金、建材、有色、制革等行业污染物排放标准和清洁生产评价指标。同月，《工业转型升级规划（2011—2015 年）》提出：健全激励与约束机制，推广应用先进节能减排技术,推进清洁生产;促进工业清洁生产和污染治理,以污染物排放强度高的行业为重点,加强清洁生产审核,组织编制清洁生产推行方案、实施方案和评价指标体系;在重点行业开展共性、关键清洁生产技术应用示范,推动实施一批重大清洁生产技术改造项目。

2012年2月,第十一届全国人民代表大会常务委员会第二十五次会议通过了关于修改《中华人民共和国清洁生产促进法》的决定。随着《中华人民共和国清洁生产促进法》的出台,部分省(区、市)根据本地区的实际情况,颁布实施了"清洁生产审核暂行办法实施细则"等地方推行清洁生产的政策法规;天津、云南等地还颁布了《清洁生产条例》。

2012年8月,《节能减排"十二五"规划》提出:以钢铁、水泥、氮肥、造纸等行业为重点,大力推行清洁生产,加快重大、共性技术的示范和推广,完善清洁生产评价指标体系,开展工业产品生态设计、农业和服务业清洁生产试点。

2016年5月,为落实《中华人民共和国清洁生产促进法》(2012年修正版),进一步规范清洁生产审核程序,更好地指导地方和企业开展清洁生产审核,国家发展改革委、环境保护部对《清洁生产审核暂行办法》进行了修订,发布《清洁生产审核办法》。

2018年4月12日,环境保护部(4月16日生态环境部揭牌)、国家发展改革委发布了《清洁生产审核评估与验收指南》。

1.4 北京市清洁生产实践

北京市清洁生产的形成和发展分为3个阶段。

(1) 试点示范阶段 (1993—2004年)

北京市引进清洁生产思想、知识和方法。在世界银行"推进清洁生产"项目的支持下,北京红星股份有限公司等企业实施清洁生产审核。

(2) 快速发展阶段 (2005—2009年)

北京市积极组织清洁生产潜力调研,建立健全政策法规体系。14个行业近200家企业开展清洁生产审核。

2007年5月,北京市财政局、市发展改革委、市工业促进局、市环境保护局联合制定了《北京市支持清洁生产资金使用办法》,在整合中小企业专项资金、固定资产投资资金和排污收费资金的基础上，统筹建立了清洁生产专项资金支持渠道。

（3）探索新领域阶段（2010年至今）

根据产业结构特点，北京市启动服务业清洁生产审核试点工作，2012年北京市获得国家发展改革委、财政部批准，成为全国唯一一个服务业清洁生产试点城市，并选择医疗机构、住宿餐饮、商业零售等10个重点领域推行清洁生产。2014年，北京市在农业领域启动清洁生产，在种植、养殖、水产方面推行清洁生产，并推进示范项目。至此，北京市清洁生产工作对第一、第二、第三产业实现了全覆盖，成为推动产业优化升级、转变经济增长方式的有力政策工具。

近年来，北京市与清洁生产相关的政策要求如表1-1所列。

表1-1 北京市与清洁生产相关的政策要求

政策名称	颁布时间	清洁生产相关要求
《北京市"十三五"时期环境保护和生态建设规划》	2016年12月	（1）石化、汽车制造、机械电子等重点行业，开展强制性清洁生产审核，鼓励开展自愿性清洁生产审核； （2）到2020年，完成400家以上企业的清洁生产审核，其中强制性审核150家，实现节能降耗减排的全过程管理
《北京市"十三五"时期节能降耗及应对气候变化规划》	2016年8月	（1）通过政府购买服务方式，开展能源审计、清洁生产审核、碳核查等工作，促进了节能低碳服务业发展； （2）全面推行清洁生产，完成规模以上工业企业清洁生产审核，扩大服务业清洁生产范围，积极探索大型公共建筑、公共机构和农业领域清洁生产，健全重点行业领域节能、降耗、减污、增效的长效机制。加强清洁生产工作统筹管理和协调推进，修订完善促进清洁生产的有关政策； （3）支持中央在京单位开展节能低碳技术改造，实施清洁生产项目
《北京市国民经济和社会发展第十三个五年规划纲要》	2016年3月	（1）深入开展石化、喷涂、汽车修理、印刷等重点行业挥发性有机物治理，实施规模以上工业企业和大型服务企业清洁生产审核。开展餐饮油烟等低矮面源污染专项治理； （2）大力推行绿色设计和清洁生产，限制产品过度包装，减少生产、运输、消费全过程废弃物产生
《〈中国制造2025〉北京行动纲要》	2015年12月	加大推行清洁生产力度，制定重点产业技术改造指南，组织一批能效提升、清洁生产、资源循环利用等技术改造项目，推动企业向智能化、绿色化、高端化方向发展
《北京市清洁生产管理办法》	2013年11月	明确清洁生产主管部门、工作主要环节、管理要求及资金支持办法

参考文献

[1] 周长波，李梓，刘菁钧，等．我国清洁生产发展现状、问题及对策［J］．环境保护，2016，10：27-32．

[2] 孙晓峰，李键，李晓鹏．中国清洁生产现状及发展趋势探析［J］．环境科学与管理，2010，11：185-188．

[3] 徐广英，张萍．清洁生产与可持续发展的必要性分析［J］．中国资源综合利用，2016，3：44-46．

[4] 李波，邱燕．清洁生产与循环经济的关系分析［J］．低碳世界，2016，21：11-12．

第2章
服务业清洁生产现状及发展趋势

2.1 服务业清洁生产的目的和意义

服务业在我国国民经济核算工作中视同为第三产业。其定义为除农业、工业之外的其他所有产业部门，包括批发和零售业，交通运输、仓储及邮政业，住宿和餐饮业，信息传输、软件和信息技术服务业，金融业，房地产业，租赁和商务服务业，科学研究和技术服务业，水利、环境和公共设施管理业，居民服务、修理和其他服务业，教育，卫生和社会工作，文化体育和娱乐业，公共管理、社会保障和社会组织。

近年来，随着我国城市经济的快速发展，人口的日益增长，服务业在国内生产总值中所占比值逐年增大。2015 年，我国全年国内生产总值 676708 亿元，比上年增长 6.9%。其中，第一产业增加值 60863 亿元，增长 3.9%；第二产业增加值 274278 亿元，增长 6.0%；第三产业增加值 341567 亿元，增长 8.3%。第一产业增加值占国内生产总值的比重为 9.0%，第二产业增加值比重为 40.5%，第三产业增加值比重为 50.5%，首次突破 50%。2011—2015 年三个产业增加值占国内生产总值比重如图 2-1 所示。

随着产业结构调整，一些城市服务业得以快速发展，部分城市服务业（第三产业）在地区生产总值所占比例如表 2-1 所列。

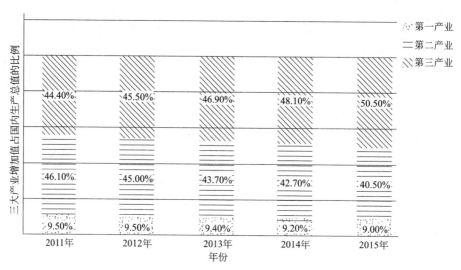

图 2-1 2011—2015 年三个产业增加值占国内生产总值比重

表 2-1 部分城市服务业（第三产业）在地区生产总值所占比例   单位：%

序号	城市名称	1995 年	2015 年
1	北京	52.50	79.80
2	上海	40.80	67.80
3	广州	47.60	66.77
4	西安	49.40	58.90
5	深圳	49.00	58.80
6	杭州	38.10	58.20
7	南京	41.90	57.30
8	济南	37.90	57.20
9	厦门	40.20	55.80
10	青岛	35.00	52.80

以北京市为例，改革开放以来，北京市的城市发展战略发生了根本的转变。城市经济内涵由单纯以工业为主导的经济形态逐渐向服务业倾斜。据统计，北京市第三产业比重由 1995 年的 52.50% 上升到了 2015 年的 79.80%，领先全国平均水平 29 个百分点。根据《北京市国民经济和社会发展第十三个五年规划纲要》，到 2020 年，服务业比重将提高至 80% 左右。北京市的产业结构已完成从"工业主导"向"第三产业主导"的过渡。服务业逐渐成为推动北京经济平稳、快速、高辐射发展的主要行业，是推动北京经济增长的主

要驱动力。北京市第三产业增加值占地区生产总值比例情况如图 2-2 所示。

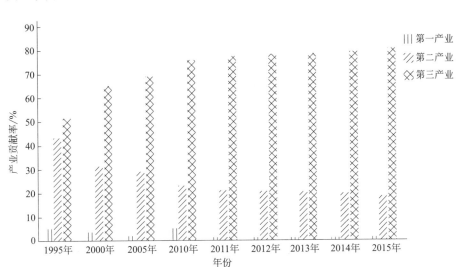

图 2-2　北京市第三产业增加值占地区生产总值比例情况

与此同时，第三产业的发展推动了资源能源消费量的持续增长。服务业的能耗、水耗、污染物排放也呈现出较快增长态势，对经济增长的瓶颈效应日益凸显。

以北京市为例，"十二五"以来，服务业能源消费量继续保持较快增长，2015 年，全市能源消费量为 6850.7 万吨标准煤，第三产业能源消费量达到 3312.6 万吨标准煤，占全市能源消费比重达到 49％。

2015 年北京市分产业能耗比例如图 2-3 所示。

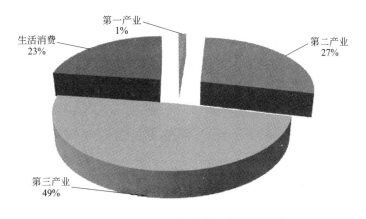

图 2-3　2015 年北京市分产业能耗比例

2015 年北京市全年总用水量 38.2 亿立方米，比上年增加 1.89%。其中，生活用水 17.47 亿立方米，增长 2.90%；生态环境补水 10.43 亿立方米，增长 43.86%；工业用水 3.85 亿立方米，下降 24.37%；农业用水 6.45 亿立方米，下降 21.08%。

2015 年北京市用水分布情况如图 2-4 所示。

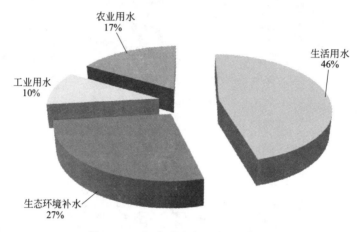

图 2-4 　2015 年北京市用水分布情况

从地表水水质情况来看，北京市水资源短缺和城市下游河道水污染严重的局面未根本改变。全年共监测五大水系有水河流 94 条段，长 2274.6km，其中：Ⅱ类、Ⅲ类水质河长占监测总长度的 46.9%；Ⅳ类、Ⅴ类水质河长占监测总长度的 7.3%；劣Ⅴ类水质河长占监测总长度的 45.8%。主要污染指标为生物需氧量（BOD）、化学需氧量（COD）和氨氮（NH_4^+-N）等，污染类型属有机污染型。

北京市五大水系水质情况如图 2-5 所示。

据统计，2015 年北京市城镇生活污水（含服务业）化学需氧量排放量 79396t，占排放总量（161536t）的 49.2%；城镇生活污水氨氮排放量 11564t，占排放总量（16491t）的 70.1%。服务业是有机污染型废水的主要来源。随着产业结构的优化，北京市工业和农业节水和废水减排空间有限，因此推行服务业清洁生产，挖掘服务业节水潜力对于建立节水型社会、减少废水有机污染物排放、改善地表水水质至关重要。

服务业的环境污染问题，如果不从现在开始着手加以解决，将成为继农业和工业环境污染之后的又一生态危害途径，并且会成为制约现代服务业乃

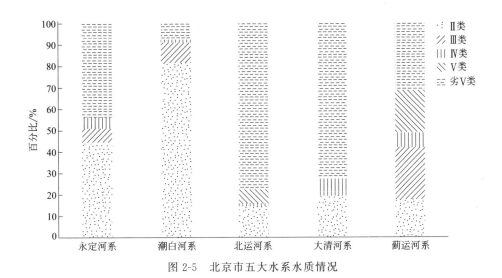

图 2-5 北京市五大水系水质情况

至整个国民经济可持续发展的重要因素。清洁生产在作为污染预防与治理有力抓手的同时，还对北京市实现经济增长方式的转变和可持续发展、建设资源节约型和环境友好型城市起着重要的推动作用。

2.2 服务业清洁生产现状

北京市于 2007 年起逐步在服务业探索推行清洁生产，已在医疗机构、高等院校、洗衣、商业零售等多个领域开展具体实践，积累了一定经验，取得了一定的成效。2012 年 10 月，国家发展改革委、财政部正式批复北京市为全国唯一的服务业清洁生产试点城市。同年，《北京市服务业清洁生产试点城市建设实施方案（2012—2015 年）》获得批复同意。2013 年 4 月 17 日，北京市组织召开节能降耗及应对气候变化电视电话会议，正式启动并部署了服务业清洁生产试点城市建设工作。

（1）完善政策法规标准

北京市颁布实施了《清洁生产评价指标体系 医疗机构》（DB11/T 1259—2015）等 10 个服务业清洁生产标准，用于指导相关行业企事业单位推行清洁生产，评价清洁生产水平。制定《北京市清洁生产管理办法》，鼓励服务业企事业单位推行清洁生产，实施清洁生产技术改造。

（2）开展清洁生产审核

选择医疗机构、洗衣、商务楼宇、交通运输、高等院校、商业零售、沐浴、汽车维修及拆解、环境及公共设施 10 个领域为试点行业，采取自愿审核的方式，开展了数百家服务业企事业单位清洁生产审核。

（3）实施清洁生产项目

在 10 个服务业试点领域中，重点支持了余热回收、电机变频改造、厨余垃圾资源化利用、无汞医疗器械、中水回用等清洁生产技术改造项目，建立了清洁生产示范项目，逐步在相关行业推行清洁生产经验。

如今，北京市服务业清洁生产工作稳步推进，但其中仍存在一些问题没有解决。在服务业持续推行清洁生产，不仅需要国家政策导向和资金扶持，还需企业和公众自觉参与进来，为北京市服务业的绿色发展做出积极贡献。

2.3 服务业清洁生产前景

服务业清洁生产是发展循环经济、推动绿色发展和建设"两型社会"的重要手段。服务业的飞速发展带来了经济的增长和就业人口增加，同时也加大了能源消耗和生态环境问题。因此，服务业持续有效开展清洁生产势在必行。

未来，国家对服务业的发展将更加注重发展结构、质量和效益的有机协调。通过在全国推行服务业清洁生产工作，完善高能耗、高污染服务性行业和企业退出机制，建立服务业清洁发展模式。随着服务业清洁生产技术和管理需求的增加，也将积极促进节能环保、新材料、新能源等战略性新兴产业发展，加快向以服务经济为主导、创新经济为特征的经济形态转变，推动经济和社会环境的同步提升。

目前，北京市已在全市范围内建立服务业清洁生产试点，并在不断的探索中总结经验。通过不断努力，北京市基本成为以物质高效循环利用为核心、全社会共同参与的服务业清洁生产发展示范区，形成了可面向全国示范推广的服务业清洁生产促进体系。同时，为了更好地推进北京市服务业清洁生产试点城市的建设工作，北京市还将加大资金投入，发挥财政资金引导作用，强化企事业单位的清洁生产主体作用，支持企事业单位加大绿色投入。

参考文献

[1]　彭水军，曹毅，张文城 . 国外有关服务业发展的资源环境效应研究述评［J］. 国外社会科学，2015，06：25-33.

[2]　李冰 . 北京：探索服务业清洁生产模式［J］. 节能与环保，2017，07：44.

[3]　汪琴 . 北京市第三产业清洁生产的必要性、现状和对策建议［J］. 北京化工大学学报（社会科学版），2010，01：32-36，43.

[4]　中华人民共和国国家统计局 . 中国统计年鉴—2016 ［M］. 北京：中国统计出版社，2016.

[5]　北京市统计局，国家统计局北京调查总队 . 北京统计年鉴—2016 ［M］. 北京：中国统计出版社，2016.

第3章

医疗机构概况
及特点

3.1 医疗机构典型服务流程

医疗机构服务流程主要包括住院服务、出院服务、转科服务、转院服务、门诊服务。

具体服务流程如下所述。

（1）住院服务流程

由门诊或急诊医生在门诊病历上签收住院（通知病房）→病人在入院处办理入院手续→护送病人进入病房。

典型住院服务流程如图 3-1 所示。

（2）出院服务流程

根据病情允许出院→医生告知病人、开出院医嘱、书写出院小结、疾病诊断证明、护士出院健康宣教→病区整理医学相关资料→护士站核对相关资料→提交出院办理处→家属带住院缴费所有收据到出院办理处结清住院费用，办理出院手续→出院。

（3）转科服务流程

根据病情需要转科治疗→请相关科室医师会诊→会诊医师确认需转科治疗→医生告知病人，填写转科记录→病区整理医学相关资料→通知拟转入科

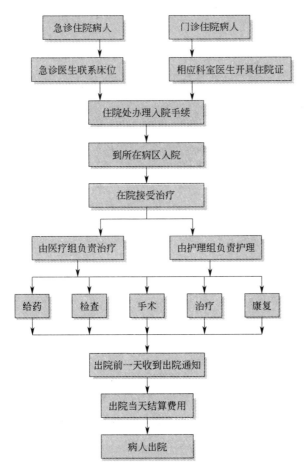

图 3-1　典型住院服务流程

室→转科。

（4）转院服务流程

根据病情需要转院的→告知病人→病区整理医学相关资料→撰写病史摘要、开具转院证明→出院处结清住院费用→联系 120 救护车（必要时）→转院。

（5）门诊服务流程

挂号→就诊→检验→检查和治疗→划价预约→交费→取药。

典型门诊服务流程如图 3-2 所示。

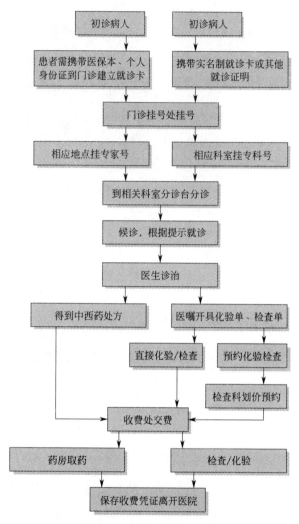

图 3-2 典型门诊服务流程

3.2 医疗机构物流管理

医疗机构物流管理有以下 4 个关键性环节。

（1）采购环节

采购环节是医疗机构根据其某一时期的实际或计划需求量，在对供方市场的资质、质量、价格等进行了解后，根据国家、地方相关规定进行医疗器械、药物等采购。

（2）存贮环节

存贮环节是医疗机构物资存贮部门对入库物资（如药品、医疗器械等）的数量及周转情况进行管理的过程，包括物资的入库、分类、出库、盘点等环节。医疗机构物资存贮部门需及时了解医疗机构库存物品中残损、可使用、需补充等物资的数量及存贮成本（包括物资的时间成本和空间存贮成本），并对库存物资进行一系列调整和控制，其中所产生的库存记录报告可为医疗机构优化物资存贮成本提供参考数据。

（3）分发与供应环节

分发与供应环节是医疗机构内部物流的主要环节，指对病房、门诊、药房和其他部门的医用物资消耗情况进行统计后，按实际情况由相应的科室提出物资的数量和种类申请，医疗机构物资配送部门按要求把所需的药品、标本、血样、医用消耗材料、单据等按方便搬送的体积和重量形成搬送单元，及时准确地由分发载体（人或传输系统）传送到目的地，并对其中产生的与物资运送和消耗有关的数据流进行统计和信息处理的过程。

（4）废物处理环节

废物处理环节是指对医疗机构产生的医疗废物、生活废物等进行收集、分类、暂存后交由有资质的机构进行处理处置的过程。

3.3 医疗机构特征

3.3.1 医疗机构装备情况

医疗机构主要为服务性单位，目的是为了诊断治疗疾病，并且从事必要的科研活动。在此过程中涉及一些设备的使用。按设备的使用用途，医疗机构的设备主要分为三类，分别为诊断设备、治疗设备和辅助设备。

（1）诊断设备类

诊断设备主要包括 X 射线诊断设备、超声诊断设备、功能检查设备、内窥镜检查设备、核医学设备、实验及病理诊断设备等。

① X 射线诊断设备此类设备包括从 5mA 到 1500mA 的各型专用的 X 射线诊断机。

② 超声诊断设备目前常用的超声诊断设备有 4 种类型，即 A 型、B 型、M 型及超声多普勒检测仪。

③ 功能检查设备主要分为生物电放大记录仪器及非生物量检测放大记录仪器两种。前者直接通过电极与生物体接触，如心电图机、脑电图机、肌电图机等；后者通过传感器的作用，如血压、血流、体温、脉搏、心音、呼吸、脉象等检测仪器在此基础上发展了多导生理记录仪、动态心电图机等。此外，呼吸功能测定仪、新陈代谢测定仪，测听仪等也都属于此类。

④ 实验室诊断设备此类设备较多，可细分为以下 3 种。

Ⅰ. 基本设备：如天平、显微镜、离心机、电冰箱、各种恒温箱、电导仪。

Ⅱ. 光电分析设备：包括光电比色剂、分光光度计、紫外分光光度计、双光束分光光度计、荧光分析仪、火焰光度计、原子吸收分光光度计和层析法分析设备。

Ⅲ. 自动化设备：可分为立式自动分析仪、离心式自动分析仪、连续流动式自动分析仪、免疫化学分析仪、血气分析仪、血细胞电子计数仪等。

（2）治疗设备类

① 病房护理设备包括吸引器、氧气瓶、洗胃机、无针注射器等。

② 手术设备包括手术床、照明设备、手术器械等。

③ 放射治疗设备包括接触治疗机、浅层治疗机、深度治疗机、加速器、60-钴治疗机、镭或 137-铯腔内治疗及后装装置治疗等。

④ 激光设备医用激光发生器，目前常用的有红宝石激光、氦氖激光、二氧化碳激光、氩离子激光及 YAG（yttrium aluminium garnet，钇铝石榴石）激光等。

⑤ 其他治疗设备如高压氧舱、眼科用高频电铬器、电磁吸铁器、玻璃体切割器、血液成分分离器等，属于各科专用治疗设备。

（3）辅助设备类

包括消毒灭菌设备、制冷设备、中心吸引及供氧系统、空调设备、制药机械设备、血库设备、医用数据处理设备、医用录像摄影设备等。

3.3.2　医疗机构水资源消耗情况

医疗机构水资源消耗主要节点分为医疗用水、生活用水和热水。医疗用水从市政管网直接接入医疗机构管网，然后再通过内部管网接入各大楼、各楼层和各科室。生活用水从市政管网直接接入医疗机构管网，然后再通过内部管网接入宿舍楼等。热水常由锅炉房提供蒸汽，通过各大楼的板式换热器转换后，直接接入各楼层、各科室。

根据《建筑给水排水设计规范》（GB 50015—2003）、《综合医院建筑设计规范》（GB 51039—2014）的规定，医院、疗养院等设施的用水量如表 3-1 所列。

表 3-1　医院、疗养院等设施的用水量

设施情况	最高日生活用水定额
公共卫生间、盥洗	100～200L/(床·d)
公共浴室、卫生间、盥洗	150～250L/(床·d)
公共浴室、病房设卫生间、盥洗	200～250L/(床·d)
病房设浴室、卫生间、盥洗	250～400L/(床·d)
贵宾病房	400～600L/(床·d)
门、急诊患者	10～15L/(人·次)
医务人员	150～250L/(人·班)
医院后勤职工	80～100L/(人·班)
食堂	20～25L/(人·次)
洗衣	60～80L/kg

《医院污水处理设计规范》（CECS 07：2004）提出的综合医院排水量为（K 为小时变化系数）：

① 设备比较齐全的大型医院平均日污水量为 650～800L/(床·d)，$K=2.0～2.2$；

② 一般设备的中小医院，平均日污水量为 500～600L/(床·d)，$K=2.2～2.5$；

③ 小型医院平均日污水量为 350～400L/(床·d)，$K=2.5$。

此外，我国部分地区也颁布了医疗机构取水定额，部分标准如表 3-2 所列。

表 3-2 部分地区医疗机构取水定额

地区	类别		单位	数值	备注
广东	门诊部门		L/(人·d)	200	以医生人数为基数,为综合定额
	医院综合定额	床位数 0~150	L/(床·d)	900	以病床数量为基数,为综合定额
		150~500	L/(床·d)	1300	
		500 以上	L/(床·d)	1650	
甘肃	医院	三级医院	L/(床·d)	900	
		二级医院	L/(床·d)	700	
		一级医院	L/(床·d)	500	
		其他卫生机构	L/(床·d)	200	
黑龙江	三甲以上医院	门诊	L/(人·次)	20	有中水设备
		病床	L/(床·d)	130	
		门诊	L/(人·次)	25	无中水设备
		病床	L/(床·d)	160	
	三甲以下医院	门诊	L/(人·次)	30	无中水设备
		病床	L/(床·d)	165	
	卫生所		L/(人·次)	10	
吉林	医院	三等	L/(床·d)	800	
		二等甲级	L/(床·d)	600	
		二等乙级	L/(床·d)	390	
		二等以下	L/(床·d)	170	
宁夏	医院	综合性大医院	L/(床·d)	300~400	
		综合性区县医院	L/(床·d)	200~300	
		专科医院	L/(床·d)	150~200	
青海	医院	省级大型综合性医院	L/(床·d)	1200	类别:大型综合性医院相当于三等级别医院;综合性医院相当于二等甲级医院;地市级医院相当于二等乙级医院;县区级医院为二等以下医院
		省级综合性医院	L/(床·d)	1000	
		地市级医院	L/(床·d)	700	
		县区级医院	L/(床·d)	500	

续表

地区	类别		单位	数值	备注
陕西	大型医院	大	L/(床·d)	400	医院分级按卫生部有关标准执行,其中大型医院指三级医院、中型医院指二级医院、小型医院指一级医院
		中	L/(床·d)	350~400	
		小	L/(床·d)	300~310	
	中型医院	大	L/(床·d)	220	
		中	L/(床·d)	200~210	
		小	L/(床·d)	60~80	
	小型医院		L/(床·d)	20~25	
	门诊		L/(人·次)	15	
深圳	医院	综合医院	L/(床·d)	500	以病床数量为基数综合统计每日平均消耗的新水量
		专科医院	L/(床·d)	350	以病床数量为基数综合统计每日平均消耗的新水量
		疗养院	L/(床·d)	200	以病床数量为基数综合统计每日平均消耗的新水量
		卫生院(所)	L/(床·d)	200	以病床数量为基数综合统计每日平均消耗的新水量
		卫生院(所)	L/(人·次)	20	以就诊人数为基数综合统计每人次平均消耗的新水量
四川	医院		L/(床·d)	500	三级医院(不含门诊)
				400	二级医院(不含门诊)
				300	一级医院(不含门诊)
	门诊部医疗活动	门诊部、诊所	L/(人·d)	170	医务人员人数
浙江	医院	综合医院	m³/(床·月)	20	
		专科医院		15	
		疗养院		6	
		卫生院(所)		6	
	门诊		L/(人·次)	15	
	其他卫生活动	医务人员	m³/(人·月)	5	

3.3.3　医疗机构能源消耗情况

医疗机构建筑的能耗主要由供暖、空调、生活热水、照明、动力、办公设备、医疗设备、食堂、各种车辆及其他用能部分构成,其能源形式包括冷、热、电、水、蒸汽、燃气、燃油、燃煤及各种医用气体等。部分医疗机构建筑主要的能源形式包括电力、市政热力、燃气、燃油、燃煤等。

电消耗主要节点为医疗用电和生活用电。常由市政高压直接接入医疗机构高压配电室，经过转换后进入各大楼的低压配电室，然后接入楼层配电箱，进入各楼层和各科室。

天然气消耗主要节点为燃气锅炉生产蒸汽，供医疗消毒等使用，同时一部分蒸汽经换热设备转化成热水，供淋浴、采暖等使用；部分天然气供医疗机构食堂、营养室等使用。

医疗机构蒸汽消耗主要分为医疗蒸汽和热水两种情况：医疗蒸汽，从锅炉房供应蒸汽，经管道输送后进入各大楼，主要用于消毒、营养室、洗衣房等环节；热水，从锅炉房供应蒸汽后，经换热设备转化为热水，进入热水系统，主要用于洗漱、淋浴、采暖等环节。

3.3.4 医疗机构污染物产生及处理现状

3.3.4.1 医疗机构污染物产生及处理情况

医疗机构主要产生医疗废水、生活污水、废气和固体废物等污染物及噪声污染等。

（1）废水

医疗机构产生废水的主要部门和设施包括诊疗室、化验室、病房、洗衣房、X光照相洗印、动物房、同位素治疗诊断、手术室等；另外，食堂、宿舍等产生生活污水。

医疗废水的主要污染物包括：a. 病原性微生物；b. 有毒、有害的物理化学污染物；c. 放射性污染物；d. COD_{Cr}、BOD_5、NH_4^+-N 等常规污染物。

（2）废气

医疗机构产生的大气污染物包括锅炉废气、食堂烹饪排放的餐饮油烟。

① 锅炉废气成分主要为粉尘、二氧化硫和氮氧化物污染物。

② 餐饮油烟主要为颗粒物（PM）、挥发性有机物（VOCs）、一氧化碳、二氧化碳、氮氧化物、硫氧化物等，其中油雾和气味是油烟污染的两个主要问题。

（3）噪声

噪声源主要来自空调、通风、泵、鼓风机等机械设备。

（4）固体废物及处置

医疗机构的固体废物主要来自医疗废物、污水处理站污泥、隔油池废油和生活垃圾等。

1）医疗废物　医疗机构医疗废物主要是临床感染性废物，包括病人手术产生的废物（如组织、受污染材料和仪器等）以及被血液或人体体液污染的医疗材料、医疗仪器以及其他废物（如废敷料、废医用手套、废注射器、废输液器、有毒棉球、废输血器等）等。

根据医疗废物类型不同可以分为感染性废物、放射性废物及非感染性废物。

① 感染性废物：指以治疗为目的的产生的废物，如带有残存血液的注射器、输液器、黏附有病人体液、血液、排泄物的棉纱等一次性用品，切除的病坏组织，带有病原微生物的培养基等。

② 放射性废物：核医学科在进行操作过程中所产生的放射性废物，包括固体、液体、气体、使用放射核素后患者排泄物等。

③ 非感染性废物：含汞废物、含有重金属（废旧灯管）和燃点高的有机溶剂（丙酮、甲苯）等特殊管理废物，还有抗癌剂等未做特殊规定但在处理上需特别注意的废物。例如，某地区医疗机构废水中汞污染物排放浓度如表 3-3 所列。

表 3-3　某地区医疗机构废水中汞污染物排放浓度

医疗机构编号	Hg/(μg/L)	医疗机构编号	Hg/(μg/L)
1	16.58	10	4.50
2	2.82	11	2.14
3	1.72	12	0.99
4	3.20	13	3.11
5	0.88	14	1.97
6	2.63	15	0.97
7	1.96	16	0.37
8	3.15	17	0.55
9	3.28		

我国于 1998 年将医疗废物列入《国家危险废物名录》中的危险废物。根据 2016 年最新版《国家危险废物名录》第三条，医疗废物属于危险废物。医疗废物分类按照《医疗废物分类目录》执行。

2）污水处理站污泥　根据《医疗机构水污染物排放标准》（GB 18466）中有关污泥控制与处置的规定：栅渣、化粪池和污水处理站污泥属危险废物，应按危险废物进行处理和处置，这些污泥经消毒处理后由有资质的单位进行处置。

3）隔油池废油　主要指食堂产生的隔油池废油，需委托有资质的单位进行处理。

4）生活垃圾　生活垃圾需集中定点暂存，之后送往环卫部门处置。

总体而言，医疗机构各部门污染物产生类型如表3-4所列。

表3-4　医疗机构各部门污染物产生类型

环境影响类别	产生的环节	主要污染物类型
废水	普通病房	含菌污水
	传染病房	含菌污水
	动物实验室	含菌污水
	放射科	洗印废水
	口腔科	含汞废水
	门诊部	含菌污水
	肠道门诊	含菌污水
	手术室	含菌污水
	检验室	含菌污水
	洗衣房	洗衣废水
	锅炉房	排污废水
	汽车库	含油污水
	太平间	含菌污水
	同位素室	放射性污水
	宿舍	生活污水
	食堂	含油污水
	浴室	含菌污水
	解剖室	含菌污水
废气	食堂	油烟
	锅炉	二氧化硫、氮氧化物
	污水处理站	恶臭
固废	生活区	生活垃圾
	废水处理站	污泥
	各医疗诊室	医疗垃圾

目前针对医疗机构的废水处理工艺主要有如图3-3～图3-5所示的三类。

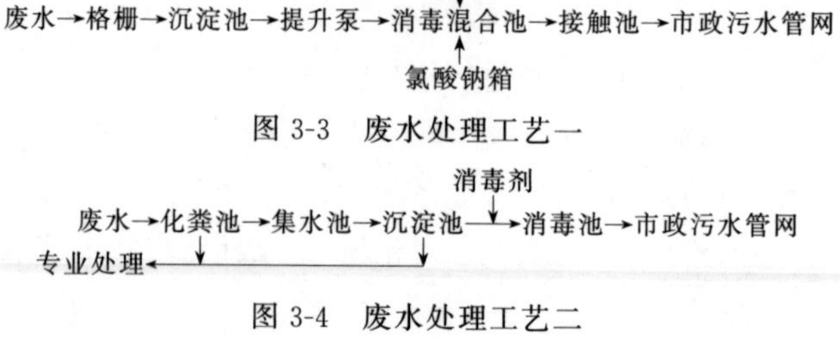

$$废水→格栅→沉淀池→提升泵→\overset{盐酸池}{消毒混合池}→接触池→市政污水管网$$
氯酸钠箱

图3-3　废水处理工艺一

$$废水→化粪池→集水池→沉淀池\overset{消毒剂}{→}消毒池→市政污水管网$$
专业处理

图3-4　废水处理工艺二

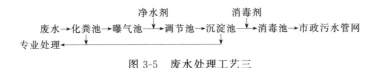

图 3-5　废水处理工艺三

3.3.4.2　医疗机构环境管理情况

环境管理体系是一个组织内全面管理体系的组成部分，它包含制订、实施、实现、评审和保持环境方针所需要的组织机构、规划活动、机构职责、惯例、程序、过程和资源，还包含组织的环境方针、目标和指标等管理方面的内容。即环境管理体系是一个组织有计划、协调运作的管理活动，其中有规范的运作程序，文件化的控制机制，它通过有明确职责和义务的组织结构来贯彻实施，目的在于防止对环境的不利影响。环境管理是一项内部管理工具，旨在帮助组织实现自身设定的环境表现水平，并不断地改进环境行为，不断达到更新更佳的高度。医疗机构作为诊治疾病和病人康复的场所，又是传染源、传染途径和易感人群活动和集中的地方，因此在医疗机构内部积极开展环境管理工作就显得尤其重要。

目前，北京市多数医疗机构具有环境管理措施，并配置专门的环境管理人员，对所排污水均有较为完善的处理方式，有部分医疗机构还将污水处理站外包，进行委托管理等。如表 3-5 所列。

表 3-5　某医疗机构的污染物管理制度表

序号	制度名称	序号	制度名称
1	污水站应急预案	9	紧急情况下医疗废物清运应急预案
2	污水站消毒隔离制度	10	医疗废物清运线路图
3	污水站岗位责任制	11	固体废物管理程序
4	医疗废物清运应急预案	12	化学危险物品管理程序
5	清运医疗废物管理规定	13	化学试剂、消毒剂、危险物品管理制度
6	医疗废物消毒隔离管理制度	14	过期废药品管理制度
7	清运医疗废物岗位职责	15	一次性医疗用品管理制度
8	医疗废物管理规定		

3.4　医疗机构存在问题分析

（1）污染物处理水平有待提高

医疗机构废水大多数采用集中处理的方式进行废水处理，废水处理达到

《医疗机构水污染物排放标准》（GB 18466）或地方标准后排入市政污水管网。部分医疗机构未对含病原性微生物废水、放射性废水、含重金属废水进行分类收集处理；根据危险废物目录相关规定，污水处理过程中产生的污泥属于危险废物，部分医疗机构未对污泥进行规范处理。

部分医疗机构的食堂油烟和污水处理站恶臭等污染物未按照国家的要求进行规范处理。

部分医疗机构未按规范对医疗废物进行分类收集贮存。废物分装桶摆放和标识不当，每个地点所产生的废物不同，设置的废物分装桶种类少，废物产生后容易混装。部分医疗机构废旧荧光灯、含汞医疗器械也未按照国家要求进行收集、淘汰和处理。部分医疗机构危险废物贮存时间超过了国家规定的时限。

（2）含汞医疗器械管理能力有待提高

部分医疗机构含汞医疗器械使用量大，日常使用不规范，时常出现含汞器械的破碎，易造成汞污染。

（3）缺乏节能意识，缺少绿色宣传

职工缺乏节能意识，应加大员工教育，在保证医疗质量的情况下，激发医生和护士的节能意识，提高后勤员工挖掘节能潜力的积极性。

除了职工之外，患者也是医疗机构用能的主要对象，目前尚缺少针对患者的节能环保宣传，应在保证医疗质量的情况下加大宣传力度，提高医疗机构内患者的绿色节能环保意识。

3.5　医疗机构清洁生产潜力

随着经济的进一步发展和城市化水平的不断提高，部分国家和地区的医疗机构开始推行清洁生产。不断加强环境保护，改善人类生存条件，实现国民经济的可持续发展，已经成为各国经济发展的必然趋势。

清洁生产也是实施"绿色北京行动计划"的一项重要内容和重点措施，强调适时推进服务业清洁生产审核。为了保护环境和人类健康，合理利用有限的资源，在大力推进工业与农业清洁生产的基础上，必须在第三产业推行清洁生产。全面推行清洁生产是从根本上解决日益严重的环境污染和日趋耗竭的资源问题，保证人类社会可持续发展的客观要求。

　　北京市医疗机构资源和能源消耗量大，要求医疗机构必须进行节能降耗。从经济利益、环境保护和可持续发展的角度来看，节能降耗都是绿色医疗机构创建的主流和重点。医疗机构要进行节能降耗，管理者首先要转变观念，要深刻理解绿色的含义，重新认识节能的含义，树立节能意识，并采取具体的技术和管理措施，通过能源小组的建立，制订全方位的能源管理计划，并在运行中建立有效的约束和激励等机制，来确保能源有序、经济、健康地供应。同时针对资源和能源浪费现象，引入循环经济"4R"原则，即减量化、再利用、再循环和替代原则来控制能源物耗。节能降耗是绿色医疗机构创建的主要方向和重点工作，实践证实，通过采用中水回用技术、太阳能供热水技术、手术室空气净化等措施，能够为医疗机构带来良好的环境效益和经济效益。

参考文献

[1]　刘玲玲，陈红兵，李德英. 北京医院建筑用能状况分析与节能诊断 [C]. 全国暖通空调制冷 2010 年学术年会，2010.

[2]　沈晋明. 国内外绿色医院评价现状 [J]. 中国医院建筑与装备，2010，11 (6).

[3]　吕晋栋. 现代绿色医院的节能措施 [J]. 中国医院建筑与装备，2010，11 (8)：75-76.

[4]　宋鹰. 医院照明系统节能及效益分析 [J]. 中国卫生产业，2011 (1)：39-40.

[5]　吴建良，陶冬梅，刘亚林，等. 医院节能降耗和污水垃圾资源化再利用的探索 [J]. 中国医院建筑与装备，2012 (4)：90-92.

[6]　施春红，林海，柯真山，等. 医院用汞对市政污水中汞的贡献 [J]. 环境科学研究，2007，20 (5)：129-132.

[7]　张文平，唐心强，孟宪峰. 医院污水分类及其处理工艺技术方案的探讨 [J]. 中国现代教育装备，2008 (10)：56-59.

第4章 医疗机构清洁生产审核方法

4.1 清洁生产审核概述

4.1.1 清洁生产审核的概念

《清洁生产审核办法》（中华人民共和国国家发展和改革委员会 中华人民共和国环境保护部令 第38号）：清洁生产审核，是指按照一定程序，对生产和服务过程进行调查和诊断，找出能耗高、物耗高、污染重的原因，提出降低能耗、物耗、废物产生以及减少有毒有害物料的使用、产生和废弃物资源化利用的方案，进而选定并实施技术经济及环境可行的清洁生产方案的过程。

清洁生产审核是对审核主体现在的和计划进行的生产和服务实行预防污染的分析和评估，是医疗机构实行清洁生产的重要前提。

在实行预防污染分析和评估的过程中，制订并实施减少能源、水和原辅材料使用，消除或减少生产（服务）过程中有毒物质的使用，减少各种废物排放及其毒性的方案。

通过清洁生产审核，达到：

① 核对有关单元操作、原材料、产品、水资源、能源和废物的资料；

② 确定废物的来源、数量以及类型，确定废物削减的目标，制订经济

有效的削减废物产生的对策；

③ 提高审核主体对由削减废物获得效益的认识和知识；

④ 判定审核主体效率低的瓶颈部位和管理不善的地方；

⑤ 提高审核主体经济效益和医疗服务水平。

4.1.2　清洁生产审核原理

清洁生产审核的总体思路为判明废物的产生部位，分析废物的产生原因，提出方案减少或消除废物。

医疗机构对废物的产生原因分析要针对以下 8 个方面进行。

1）原辅材料和能源　医疗机构需要购置各种材料和能源，如建筑材料、医疗耗材、电力等不同品类能源，这些原辅材料和能源本身对环境的友好程度、是否节能节水、是否产生的污染物少，在一定程度上决定了医疗机构的服务过程对环境的危害程度，因而选择对环境无害的原辅材料和能源是清洁生产所要考虑的重要方面。

2）服务流程　医疗机构的废物产生和能源消耗主要集中在服务环节，如废旧医疗耗材、医疗废水、放射性废物等。先进而高效的医疗服务过程可以提高资源能源利用效率，减少废物产生量。

3）主体建筑与设备　医疗机构的主体建筑、各种大型设备、辅助运行设备等作为医疗机构服务过程的具体体现，承担了主要的服务功能，设施与设备的购置时间、使用年限、适用情况、先进程度、维护保养、保温、隔热程度等情况均会影响到能源的利用效率和废物的产生。

4）过程控制　过程控制对医疗服务过程是极为重要的，直接影响到能源的利用效率和废物的产生。

5）服务　医疗服务流程的优化能够提高工作效率，降低资源消耗。

6）废物　废物本身所具有的特性和所处的状态直接关系到它是否可现场再利用和循环使用。

7）管理　加强管理是医疗机构发展的永恒主题，现代信息化管理水平将影响到能源利用和废物的产生。

8）人员　医疗机构的服务过程，最重要的还是需要人的参与，提高医务工作人员及患者的节能环保意识，是有效控制服务过程和废物产生的重要因素。

4.1.3 清洁生产审核程序

清洁生产审核程序应包括审核准备、预审核、审核、方案产生与筛选、方案的确定、方案的实施和持续清洁生产。

审核准备阶段应宣传清洁生产理念，成立清洁生产审核小组，制订审核工作计划。

预审核阶段应通过现场调查、数据分析等工作，评估医疗机构清洁生产水平和潜力，确定审核重点，设置清洁生产审核目标，同时应实施无/低费清洁生产方案。

审核阶段应通过水平衡、能量平衡等测试工作，系统分析能耗、物耗、废物产生原因，提出并实施无/低费方案。

方案产生与筛选阶段应筛选确定清洁生产方案，核定与汇总已实施无/低费方案的实施效果。

方案的确定阶段应按市场调查、技术评估、环境评估、经济评估的顺序对方案进行初步论证，确定最佳可行的推荐方案。

方案的实施阶段应通过方案实施达到预期清洁生产目标。

持续清洁生产阶段应通过完善清洁生产管理机构和制度，在医疗机构建立持续清洁生产机制，达到持续改进的目的。

各阶段工作内容如表 4-1 所列。

表 4-1　各阶段工作内容说明

序号	阶段	工作内容
1	审核准备	(1)取得领导支持； (2)组建审核小组； (3)制订审核工作计划； (4)开展宣传教育
2	预审核	(1)准确评估医疗机构技术装备水平、产排污现状、资源能源消耗状况和管理水平、绿色消费宣传模式等； (2)发现存在的主要问题及清洁生产潜力和机会,确定审核重点； (3)设置清洁生产审核目标； (4)实施无/低费清洁生产方案
3	审核	(1)收集汇总审核重点的资料； (2)水平衡测试、能量测试； (3)能耗、物耗、废物产生分析； (4)提出并实施无/低费方案

序号	阶段	工作内容
4	方案产生与筛选	(1)筛选确定清洁生产方案,筛选供下一阶段进行可行性分析的中/高费方案; (2)核定与汇总已实施无/低费方案的实施效果
5	方案的确定	(1)对会造成服务规模变化的清洁生产方案,要进行必要的市场调查,以确定合适的技术途径和生产规模; (2)按技术评估→环境评估→经济评估的顺序对方案进行分析,技术评估不可行的方案,不必进行环境评估;环境评估不可行的方案,不必进行经济评估; (3)技术评估应侧重方案的先进性和适用性; (4)环境评估应侧重于方案实施后可能对环境造成的不利影响(如污染物排放量增加、能源资源消耗量增加等); (5)经济评估应侧重清洁生产经济效益的统计,包括直接效益和间接效益
6	方案的实施	(1)清洁生产方案的实施程序与一般项目的实施程序相同,参照国家、地方或部门的有关规定执行; (2)总结方案实施效果时,应比较实施前与实施后、预期和实际取得的效果; (3)总结方案实施对医疗机构的影响时,应比较实施前后各种有关单耗指标和排放指标的变化
7	持续清洁生产	(1)建立和完善清洁生产组织; (2)建立和完善清洁生产管理制度; (3)制订持续清洁生产计划; (4)编制清洁生产审核报告

4.2　审核准备阶段技术要求

4.2.1　目的与要求

通过开展宣传、培训,提高医疗机构管理层及员工节能、环保意识,克服思想障碍,确保清洁生产审核工作有效开展。

4.2.2　工作内容

审核准备阶段需要成立清洁生产审核小组,制订审核工作计划;宣传清洁生产理念,消除思想障碍,调动全体员工参与清洁生产审核的积极性。

主要工作内容包括以下几个方面。

(1) 取得领导支持

利用内部和外部的影响力，及时向领导宣传和汇报，宣讲清洁生产审核可能给医疗机构带来的经济效益、环境效益、社会效益和推动技术进步等诸方面的收益，讲解国家和地方清洁生产相关政策法规，介绍国内外其他医疗机构推行清洁生产工作的成功实例，以取得高层领导的支持。

（2）组建审核小组

医疗机构根据规模大小，成立清洁生产审核领导小组和工作小组。针对医疗机构的清洁生产审核工作组成员应包括但不限于医务、门诊、营养室、洗衣房、医技药剂、后勤和财务等部门负责人和相关工作人员。

（3）制订审核工作计划

计划包括工作内容、进度、参与部门、负责人、产出等。

（4）开展宣传教育

利用医疗机构现行各种例会或专门组织宣传培训班，采取专家讲解、电视录像、知识竞赛、参观学习等方式，对全体员工或分批次进行宣传教育，并应注重员工持续宣传教育工作。主要内容应包括但不限于：清洁生产概念、来源、我国清洁生产政策法规、医疗机构产业政策和环境保护法规标准、国家和地方节能减排鼓励政策、清洁生产审核程序及方法、典型清洁生产方案、能源环境管理制度建设及执行方式等。

4.3 预审核阶段技术要求

4.3.1 目的与要求

通过对医疗机构进行全面调查分析，发现存在的主要问题及清洁生产的潜力和机会，确定审核重点，并针对审核重点设置清洁生产目标。预审核要从医疗机构经营服务的全过程出发，对其现状进行调研和考察。要摸清主要产污节点、产排污现状和主要存在的问题，通过定性比较或定量分析确定审核重点。同时，征集并开始实施明显的简单易行的无/低费方案。

4.3.2 工作内容

对医疗机构进行资料收集，并通过现场调研、访谈等方法进行核实与修正，比较实际运营服务和原始设计的差异，发现运营服务中出现的问题。同时，寻找明显的无/低费清洁生产方案。主要工作方法包括资料调查、现场考察、技术研讨、对标分析等。

4.3.3　基本情况分析

重点分析医疗机构地理位置、平面布置、组织机构、环境保护和技术改造等情况。

医疗机构清洁生产现状分析应包括以下几方面。

（1）概况

主要包括医疗机构的类型（综合性或者专科性）、等级（三级或二级）、地理位置、建筑物布局（门诊楼、急诊楼及住院部等）、建筑物基本信息（如建筑物用途、占地面积、建筑面积、层高、绿化面积、地下车库面积等）、组织机构（部门设置）等情况。

（2）运营服务情况

说明编制床位数、实际使用床位数、病床使用率、注册医师人数、门急诊平均客流量、主要门（急）诊服务流程，住院服务流程、医疗机构治愈率等信息，主要对服务流程进行分析；说明相关制度建设、服务环境、物流管理、安全管理、重点传染病防控等情况。

（3）原辅材料使用情况

说明医疗机构在提供服务过程中注射器、纱布、医用手套等一次性药品使用情况；酒精、氯仿、乙醚等化学品使用情况；医疗气体贮存和使用情况；特别关注医疗机构温度计、血压计、牙科用汞合金、杀菌剂及其他含汞机械等含汞原辅材料的使用情况，分析减少原辅材料使用的措施。

（4）资源能源使用情况

收集医疗机构近三年新鲜水、电力、天然气、煤炭使用量（附煤质及发热量检测报告）、蒸汽、汽（柴）油等消耗量，分析资源能源消耗的主要环节，分析主要能源消耗物质，判断资源能源的使用效率，评估清洁能源的使用状况，计算单位床位用水量及单位建筑面积综合能耗等指标。

（5）设备及公共设施使用情况

收集 X 射线诊断设备、超声诊断设备、功能检查设备等大功率用电设备的配置情况并进行设备运行状况评估，检测设备是否正常稳定运行；分析空调系统、通风系统、蒸汽系统、供暖系统、电力系统、给排水系统及消防系统等主要公共设施的运行情况，其中供暖系统、空调系统、给排水系统、电力系统应符合《综合医院建筑设计规范》（JGJ 49）等相关要求；手术室、病房等医疗科室空气环境、质量、消毒应达到《医院消毒卫生标准》（GB 15982）规定的要求；手术室、重症监护病房（ICU）、心血管监护病房（CCU）应符合《医院洁净手术部建筑技术规范》（GB 50333）的规定。

（6）节能环保技术应用情况

分析医疗机构已采取的节能环保措施，评估实施效果。主要节能环保措施包括使用节能灯具、使用节水器具、蒸汽冷凝水回收利用、中水回用、雨水收集利用等。

（7）环境保护情况

分析近三年废水、废气产排污、固体废物处理处置情况等，说明医疗机构各类废水的收集、处理方式及处理效果（如同位素室放射性废水、口腔科含汞废水、洗印废水等）是否符合《医院污水处理技术指南》（环发〔2003〕197号）；调查固体废物产生量及处理方式，固体废物的分类收集、贮存、运输、处理处置方法是否符合《医疗卫生机构医疗废物管理办法》（中华人民共和国卫生部令 第36号），其中固体废物包括生活垃圾和医疗废物，医疗废物包括感染性废物、病理性废物、药物性废物等，重点关注废水处理污泥的处理处置情况是否按照《国家危险废物名录》作为危险废物交由有资质的第三方进行处置；分析食堂餐厨垃圾的产生及处理情况；分析医疗机构放射科卫生防护情况，评估是否符合《放射诊疗管理规定》（中华人民共和国卫生部令 第46号）、《电离辐射防护与辐射源安全基本标准》（GB 18871）的要求；分析食堂油烟处理状况；评估锅炉的使用情况及运行效率；医疗机构环保投诉情况及执行的相关环保法规等，重点考察医疗机构周边的环境敏感点，是否存在影响周边居民的可能性，是否存在安全隐患。

（8）节能环保绿色宣传
调查医疗机构是否服务过程中引导患者进行绿色就医。

（9）管理情况
包括医疗服务流程、门诊病人就诊流程、危险化学品管理制度，资源能源管理制度、环境管理制度及相关环境应急预案，医疗机构救护车辆和其他车辆情况，员工节能环保意识水平等。

4.3.4　评价产排污状况及能源资源消耗水平

① 在资料调研、现场考察及专家咨询的基础上，对比先进医疗机构的经营、能耗、环境保护状况和管理水平，对现状进行初步评估。

② 在同类医疗机构节能环保水平和本机构节能环保现状的调查基础上，对差距进行初步分析。评价医疗机构在现有工艺、设备和管理水平下能源消耗、产污排污状况的真实性、合理性以及相关数据的可信性。

③ 对照《清洁生产评价指标体系 医疗机构》（DB11/T 1259）的指标，评价医疗机构目前清洁生产水平。填写医疗机构清洁生产指标的对比评估表。

④ 对照《用能单位能源计量器具配备和管理通则》（GB 17167）和《用水单位水计量器具配备和管理通则》（GB 24789）评价计量器具配备和使用情况。

⑤ 对照《环境管理体系要求及使用指南》（GB/T 24001）和《能源管理体系要求》（GB/T 23331）评价环境和能源管理体系建设和运行情况。

⑥ 评价医疗机构执行国家、地方环保法规及行业排放标准的情况，包括达标情况、排污费（环境税）缴纳情况、环保处罚情况等。根据废水排放去向，北京市医疗机构执行《水污染物综合排放标准》（DB11/307）；油烟排放执行《餐饮业大气污染物排放标准》（DB11/ 1488）；锅炉废气排放执行《锅炉大气污染物排放标准》（DB11/ 139）；噪声控制执行《社会生活环境噪声排放标准》（GB 22337）；固体废物处理处置执行《危险废物贮存污染控制标准》（GB 18597）和《一般工业固体废物贮存、处置场污染控制标准》（GB 18599）；医疗废物的分类收集、贮存、运送、处置执行《医疗卫生机构医疗废物管理办法》和《医疗废物集中处置技术规范》等。

⑦ 参照地方管理办法，如《北京市厨余垃圾管理办法》《北京市餐厨垃圾收集运输处理管理办法》《北京市餐厨垃圾和废弃油脂排放登记管理暂行办法》等，评价餐厨垃圾管理水平。

4.3.5 确定审核重点

根据收集的有关信息，将医疗机构运营过程的若干问题或环节作为备选审核重点。然后，采用一定方法对备选审核重点排序，从中确定本轮的审核重点。对于医疗机构主要采用比较分析法，即通过比较、分析、讨论，将污染最严重、消耗最大、清洁生产机会最显著的部位定为审核重点。

医疗机构清洁生产审核重点应包括但不限于：

① 污染相对大的环节或部位，如主要科室、食堂、洗衣房等；

② 水耗、能耗大的环节或部位，如空调系统、照明系统、浴室等；

③ 环境及公众压力大的环节或问题，重点考虑空调系统、给排水系统、危险废物管理、废水治理等环节、恶臭、噪声等；

④ 其他有明显清洁生产机会的环节。

4.3.6 设置清洁生产目标

针对审核重点设置清洁生产目标。

清洁生产目标应该定量化、可测量、可操作，并具有激励作用。清洁生产目标应分为近期目标（3个月内可以实现）和中远期目标（1～3年内可以实现）。清洁生产目标包括定量指标和定性指标。

医疗机构清洁生产目标应包括但不限于：

① 单位建筑面积综合能耗；

② 单位建筑面积电耗；

③ 单位床位日取水量；

④ 单位床位日废水产生量；

⑤ 能源计量器具配备率等。

4.3.7 初步提出并实施无/低费方案

针对预审核发现的问题，根据原因分析，提出并实施无/低费方案。

下面的情况值得注意：

① 通过初步分析，如无/低费方案可行，应立即实施；

② 在进一步研究中，如发现有明显不可行或不能实施的方案应该排除。

4.4　审核阶段技术要求

4.4.1　目的与要求

主要目的是根据审核重点的实际情况，进行必要的测试，发现物料流失的环节，找出水耗、能耗高以及废物产生的原因，寻找与国内外先进水平的差距，为清洁生产方案的产生提供依据。本阶段的重要工作是开展测试工作，根据医疗机构实际情况建立水平衡，开展必要的能量测试，分析能耗、物耗、废物产生原因，提出解决这些问题的办法。

4.4.2　工作内容

（1）资料收集

收集审核重点的资料，绘制工艺或设备流程图。明确水、电、燃气等资源、能源的使用情况，明确所有的单元操作，能流、物流的流动情况及总的输入和输出情况。平衡测试以实测为主，水及能源计量器具配备应符合《用水单位水计量器具配备和管理通则》（GB 24789）及《用能单位能源计量器具配备和管理通则》（GB 17167）相关规定。

（2）水平衡测试

根据医疗机构实际情况开展水平衡测试工作。制订测试计划，包括测试环节、监测周期、监测方法、监测仪器等。测试方法参照《企业水平衡测试通则》（GB/T 12452）。测试工具应以水表为主，一级水表计量率应达到100%，二级水表计量率应达到100%。

医疗机构应重点关注住院、门诊、手术、科研、行政、食堂、洗衣房等环节。

通过水平衡测试，应计算测试期间的单位床位日用水量等指标。

参照国家和地方相关取水定额等标准进行对标分析；医疗机构取水定额应参照《公共生活取水定额 第4部分：医院》（DB11/ 554.4）和《清洁生产评价指标体系 医疗机构》（DB11/T 1259）。

典型医疗机构水平衡测试示意可参见图4-1。

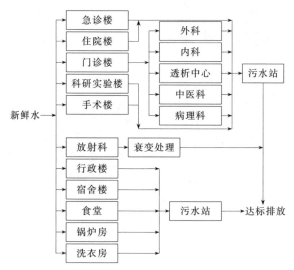

图 4-1　典型医疗机构水平衡测试示意

（3）能量测试

根据医疗机构清洁生产审核工作的需要进行必要的能量测试。测试工具以仪表为主，检测设备为辅。测试部位为能源消耗主要环节。可重点开展电平衡测试，也可开展蒸汽平衡或选择冬季开展热平衡测试。如仪表不全，应首先根据医疗机构情况安装仪表，如分别安装动力、照明电表等。测试方法参照《企业能量平衡通则》（GB/T 3484）。

医疗机构消耗的能源品种主要包括电力、热力、蒸汽、天然气等。

通过能量平衡测试，应计算测试期间的单位建筑面积综合能耗、单位建筑面积电耗等指标。

参照国家和地方相关能耗限额等标准进行对标分析；医疗机构能耗限额应参照《清洁生产评价指标体系 医疗机构》（DB11/T 1259）。

典型医疗机构电平衡测试示意可参见图 4-2。

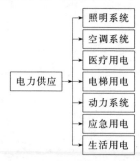

图 4-2　典型医疗机构电平衡测试示意

（4）污染因子（汞元素）平衡测试

根据医疗机构的实际特点开展污染因子（汞元素）平衡测试，主要为含汞医疗器械及药品从采购到废弃全过程的使用及损耗情况，重点说明污染因子产生的部位及产生量。

典型医疗机构污染因子（汞元素）平衡示意见图 4-3。

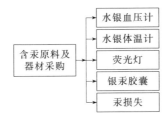

图 4-3　典型医疗机构污染因子（汞元素）平衡示意

（5）能耗高、物耗高、废物产生量大的原因分析

基于水平衡测试、能量测试的结果，从影响医疗机构运营的 8 个方面分析能源利用效率低、物耗高、废物产生量大的原因。医疗机构常见问题包括但不限于：

① 原始设计不合理，导致运营过程节能减排工作难度大；

② 未能使用清洁能源（天然气等），导致污染物排放量大，综合能耗高；

③ 含重金属废水、放射性废水未进行单独处理；

④ 污水站污泥未按危险废物进行处理；

⑤ 体温计、血压计等含汞医疗设备使用量大；由于管理或使用不当，破损率高，易造成汞污染；

⑥ 厨余垃圾产生量大，废物资源利用率低；

⑦ 中央空调系统、给排水系统、消防系统、电梯、供暖系统、厨房灶具等设备陈旧老化，导致资源能源消耗量大；

⑧ 水、电等计量仪表不完善，不能对医疗机构水耗、电耗等进行定量分析；

⑨ 节水器具安装率低，存在使用淘汰设备等现象；

⑩ 尚未实施电子处方制度，纸张使用量大；

⑪ 宣传方式欠缺，尚未引导患者推行节能减排；

⑫ 能源环境管理体系不健全，无相关制度、机构和专职人员；

⑬ 培训力度低，员工节能减排意识差。

4.4.3　继续提出并实施无/低费方案

　　针对审核重点，根据原因分析，提出并实施无/低费方案。下面的情况值得注意：

　　① 通过初步分析，如无/低费方案可行应立即实施；

　　② 在进一步研究中，如发现有明显不可行或不能实施的方案应该排除。

4.5　方案产生与筛选阶段技术要求

4.5.1　目的与要求

　　方案产生与筛选阶段主要目的如下：

　　① 通过筛选确定清洁生产方案，筛选供下一阶段进行可行性分析的中/高费方案；

　　② 核定与汇总已实施无/低费方案的实施效果。

4.5.2　工作内容

　　该阶段需要对方案汇总、筛选、研制和现有方案效果分析。

　　从影响医疗机构运营服务过程的 8 个方面全面系统地产生清洁生产方案。方法包括但不限于以下方法：

　　① 宣传培训，鼓励全体员工提出清洁生产方案或合理化建议；

　　② 针对审核阶段的平衡分析结果产生方案；

　　③ 广泛收集国内外同行业、同类型医疗机构的清洁生产技术；

　　④ 参考国家和地方相关行业标准、技术规范等指导性文件。

　　方案筛选需要：

　　① 从技术、环境、经济和实施难易等方面将所有方案进行汇总筛选，以确定可行的无/低费方案、初步可行的中/高费方案和不可行方案三类；

　　② 可行的无/低费方案应立即实施，不可行方案暂时搁置或否定；

　　③ 当方案数量较多时运用权重总和计分排序法，对初步可行的中/高费方案进一步筛选和排序。

方案研制主要对经过筛选的中/高费方案做简要分析，内容包括但不限于：

　① 工艺流程详图；

　② 主要设备清单；

　③ 方案的费用和效益估算。

核定与汇总已经实施的无/低费方案的实施效果，应评估：投资和运行费；经济效益和环境效益。

4.5.3　常见清洁生产方案

医疗机构常见清洁生产方案如表 4-2 所列。

表 4-2　医疗机构清洁生产方案

序号	部位和过程	清洁生产方案
1	医疗无汞化	停止使用的含汞医疗器械应及时交由有资质的机构进行处理
2	污水处理	(1)按照相关要求,建立污水分类处理设施,达标后排放; (2)建设废水深度处理设施; (3)医疗废水污泥按照危废处置
3	废物处理	(1)垃圾分类收集; (2)医疗垃圾自动收集系统; (3)采用密闭、外观整洁的存放系统
4	数字化医疗服务系统	应用电子病历、数字化医疗服务系统
5	锅炉	环保低能耗锅炉
6	节水器具	符合《节水型生活用水器具标准》(CJ 164),安装率达到100%
7	供配电系统	根据用电负荷的大小和性能,合理配置变压器的容量和台数,控制运行负荷为额定容量的70%～90%;变压器应选用高效低耗型
8	照明系统	节能灯符合《环境标志产品技术要求 照明光源》(HJ/T 2518)
9	计量器具	(1)冷热源、输配系统和照明等各部分能耗进行独立分项计量; (2)大功率电机应单独安装电表,如电梯等; (3)主要环节安装水表
10	节能环保宣传	(1)门诊、病房区域以告示、宣传牌等形式鼓励推广绿色环保意识; (2)对住院患者发放节能减排倡议书
11	能源管理	(1)下班或无工作状态时及时关闭所有插电系统的电源; (2)加强岗位人员的绩效考核,完善各项指标控制
12	卫生管理	(1)定期清洗和消毒相关科室、洗衣设备以及运输车; (2)对于被服洗涤,要符合卫生标准
13	员工培训	培训包括思想教育、员工技能培训、非正常条件情况下的应急处理

4.6　实施方案的确定阶段技术要求

4.6.1　目的与要求

　　方案确定阶段需要按技术评估→环境评估→经济评估的顺序对方案进行分析，技术评估不可行的方案，不必进行环境评估；环境评估不可行的方案，不必进行经济评估。

　　技术评估应侧重方案的先进性和适用性。

　　环境评估应侧重于方案实施后可能对环境造成的不利影响（如污染物排放量增加、能源资源消耗量增加等）。

　　经济评估应侧重清洁生产经济效益的统计，包括直接效益和间接效益。

4.6.2　工作内容

　　（1）市场调查

　　市场调查需要进行市场需求调查和预测，确定备选方案和技术途径。

　　（2）技术评估

　　技术评估要求分析：

　　① 工艺路线、技术设备的先进性和适用性；

　　② 国家、行业相关政策的符合性；

　　③ 技术的成熟性、安全性和可靠性。

　　（3）环境评估

　　环境评估需要分析：

　　① 能源结构和消耗量的变化；

　　② 水资源消耗量的变化；

　　③ 原辅材料有毒有害物质含量变化；

　　④ 废物产生量、排放量和毒性的变化，废物资源化利用变化情况；

　　⑤ 一次性消耗品减量化情况；

⑥ 操作环境是否对人体健康造成影响。

（4）经济评估

经济评估需要采用现金流量分析和财务动态获利性分析方法，评价指标应包括但不限于以下内容：

① 投资偿还期；

② 净现值；

③ 净现值率；

④ 内部收益率。

（5）可实施方案推荐

可实施方案推荐应当汇总比较各投资方案的技术、环境、经济评估结果，确定最佳可行的推荐方案。

4.7　清洁生产方案实施阶段技术要求

4.7.1　目的与要求

清洁生产方案的实施程序与一般项目的实施程序相同，参照国家、地方或部门的有关规定执行。总结方案实施效果时，应比较实施前与实施后预期和实际取得的效果。总结方案实施对医疗机构的影响时应比较实施前后各种有关单耗指标和排放指标的变化。

4.7.2　工作内容

程序包括：

① 组织方案实施；

② 汇总已实施的无/低费方案的成果；

③ 通过技术评价、环境评价、经济评价和综合评价，评估已实施的中/高费方案的成果；

④ 通过汇总环境效益和经济效益，对比各项清洁生产目标的完成情况，评价清洁生产成果，分析总结已实施方案对医疗机构的整体影响。

4.8　持续清洁生产阶段技术要求

4.8.1　目的与要求

确保清洁生产在医疗机构内持续开展。

主要内容包括如何健全完善清洁生产组织机构以及清洁生产管理制度，持续性清洁生产计划的制订，持续开展清洁生产宣传、培训和编制清洁生产审核报告等内容。

4.8.2　工作内容

（1）健全完善清洁生产组织和管理制度

包括：

① 明确员工在清洁生产工作中的职责；

② 把审核成果纳入医疗机构的日常管理；

③ 建立和完善清洁生产激励机制；

④ 保证稳定的清洁生产资金来源。

（2）制订持续清洁生产计划

包括：

① 制订医疗机构清洁生产长期战略和策略；

② 下一轮清洁生产审核工作计划；

③ 清洁生产新技术的应用计划；

④ 职工的清洁生产培训计划。

（3）持续开展清洁生产宣传、培训

采取有效宣传、培训手段，在医疗机构全体员工中推广普及清洁生产知识和方法，提高清洁生产意识。

（4）编制清洁生产审核报告

编写清洁生产审核报告的目的是总结本轮清洁生产审核成果，为组织落实各种清洁生产方案、持续清洁生产提供一个重要的平台，有助于激发医疗机构员工实施清洁生产的积极性，激励医疗机构实施下一轮清洁生产审核，推动持续开展清洁生产。

　　清洁生产审核过程需要编制各种工作表和检查清单。工作表和检查清单应根据审核程序进行设计，内容、数量可根据行业和医疗机构情况选择与确定。

　　清洁生产检查清单格式如表4-3所列。

表4-3　清洁生产检查清单

序号	项　　目	检查结果
1	医疗机构建筑内外是否干净、整洁,定期清洗	
2	医疗机构衣物是否特殊消毒;是否使用专用洗衣设备	
3	是否使用太阳能等清洁燃料	
4	是否利用周边电厂等利用热能和蒸汽	
5	有锅炉供能的机构,锅炉废气是否符合排放标准	
6	是否采用节能设备	
7	是否使用国家明令淘汰设备	
8	是否具有健全的设备维护保养制度;执行情况如何;职责是否明确到人	
9	是否使用含汞医疗器具;数量为多少;是否有含汞医疗器具淘汰计划	
10	废水排放去向,执行什么标准	
11	是否有废水处理设施;处理效果	
12	是否有自备井;抽取地下水的情况	
13	是否对固体废物进行分类收集处理;医疗废物收集、存贮是否符合相关标准要求	
14	是否有医疗废物危险废物转移联单;是否由有资质的单位处理处置	
15	各后勤岗位是否有现行有效的操作规程;是否建立岗位责任制;执行情况;是否建立奖惩制度	
16	是否发生环境投诉事件	
17	是否有宣传措施,倡导不要包装,实行绿色消费	
18	是否使用有能效标识的设备;级别如何	
19	水、电等计量系统是否完备;是否工作正常	
20	照明灯具是否使用节能灯;是否使用白炽灯	
21	设备是否符合节能要求	
22	节水器具应用情况是否符合国家或地方要求	
23	噪声情况,减噪措施,执行什么标准	
24	是否制订长期的节能减排计划	
25	是否通过环境管理体系认证;是否通过质量管理体系认证	
26	员工操作技能、个人素质、环保意识如何	
27	全员是否有定期的培训机会和清洁生产培训内容	
28	是否有清洁生产建议收集、实施、奖励的机制	

参考文献

［1］ 周金泉，殷星兰．浅谈企业清洁生产与环境保护［J］．大众科技，2005，（8）：149-151.

［2］ 康慧萍．清洁生产是实现可持续发展的基础［J］．山西能源与节能，2006，（1）：22-23.

［3］ 刘小冲，杨勇，金文．论如何推进清洁生产与可持续发展［J］．西安航空技术高等专科学校学报，2006，24（1）：40-42.

［4］ 孙大光，杨旭海．企业持续清洁生产的保障措施［J］．江苏环境科技，2004，17（2）：46-48.

［5］ 田野．企业清洁生产应把握的关键环节［J］．环境科学与技术，2005，28：84-86.

［6］ 叶新，李汉平．保障清洁生产审核取得成效的基本规范探讨［J］．环境污染与防治，2010，32（2）：106-109.

［7］ 李庆华，尚艳红．清洁生产审核中绩效评价方法的探讨［J］．环境科学与管理，2007，32（8）：192-194.

［8］ 刘玫．企业清洁生产审核的标准化探讨［J］．环境与可持续发展，2009，34（4）：1-3.

［9］ 张继伟，李多松．清洁生产审核中方案的经济可行性评估解析［J］．中国石油大学学报（社会科学版），2008，24（4）：28-31.

［10］ 环境保护部清洁生产中心．清洁生产审核手册．北京：中国环境出版社，2015，10-30.

第5章

医疗机构评价指标体系及评价方法

5.1 指标体系概述

目前，北京市于 2015 年颁布实施了《清洁生产评价指标体系 医疗机构》（DB11/T 1259—2015）；其他地方无相关清洁生产评价指标体系。

《清洁生产评价指标体系 医疗机构》（DB11/T 1259—2015）规定了医疗机构清洁生产的评价指标体系、评价方法、指标解释与数据来源。该标准适用于医疗机构的清洁生产审核、评估和绩效评价。

5.2 指标体系技术内容

5.2.1 标准框架

《清洁生产评价指标体系 医疗机构》（DB11/T 1259—2015）的制定参照了《清洁生产评价指标体系编制通则》（试行稿）（2013 年第 33 号公告），其主要框架包括 8 个方面：a. 前言；b. 适用范围；c. 规范性引用文件；d. 术语和定义；e. 评价指标体系；f. 评价方法；g. 指标解释与数据来源；h. 参考文献。

5.2.2 技术内容

医疗机构清洁生产评价指标体系如表 5-1 所列。

表 5-1 医疗机构清洁生产评价指标体系

一级指标	权重值	二级指标	单位	权重值	Ⅰ级基准值	Ⅱ级基准值	Ⅲ级基准值
装备要求	20	供配电系统	—	2	根据用电负荷的大小和性能,合理配置变压器的容量和台数,变压器应选用高效低耗型		
			—	2	合理装置无功率补偿设备,用电功率因数控制在 0.92 以上		合理装置无功功率补偿设备,功率因数控制在 0.9 以上
		照明系统	—	2	节能灯使用率 100%		
			—	2	照明标准值符合 GB 50034,各场所照明功率密度值不高于 GB 50034 规定的目标值		照明标准值符合 GB 50034,各场所照明功率密度值不高于 GB 50034 规定的现行值
		空气调节与采暖系统	—	3	更新空调时应采用清洁制冷剂,禁止使用 CFC-11、CFC-12、CFC-113 等国家规定的受控消耗臭氧层物质[①]		
			—	2	(1)风机、水泵、电动机选用高效节能型; (2)变工况风机、水泵采用变频调速控制装置		
			—	3	(1)冷热源选用性能系数(COP 值)、综合部分负荷性能系数(IPLV)、能效比(EER)、额定热效率高的节能产品; (2)空调采暖系统的冷热源机组能效比、锅炉热效率符合 GB 50189		
			—	2	锅炉综合能耗符合 DB11/ 1150[①]		
		节水器具	—	2	节水器具符合 CJ 164,安装率达到 100%		
服务要求	10	绿色宣传	—	3	采用宣传牌等措施向患者及家属开展节能环保宣传		
			—	3	对住院患者发放节能减排倡议书		
		服务系统	—	4	应用数字化医疗服务系统		

续表

一级指标	权重值	二级指标			单位	权重值	Ⅰ级基准值	Ⅱ级基准值	Ⅲ级基准值
资源能源利用指标	25	单位床位取水量①	综合医疗机构	三级医疗机构	L/(床·d)	12	≤900	≤950	≤1000
				二级医疗机构			≤600	≤650	≤700
			专科医疗机构	三级医疗机构			≤800	≤850	≤900
				二级医疗机构			≤400	≤420	≤440
		单位建筑面积综合能耗(按标煤计)①	综合医疗机构	三级医疗机构	kg/m²	11	≤32	≤36	≤40
				二级医疗机构			≤15	≤17	≤19
			专科医疗机构	三级医疗机构			≤32	≤36	≤40
				二级医疗机构			≤15	≤17	≤19
		再生能源使用率			%	2	≥5	≥3	<3
污染物产生指标(末端处理前)①	20	单位床位废水产生量	综合医疗机构	三级医疗机构	L/(床·d)	10	≤720	≤760	≤800
				二级医疗机构			≤480	≤520	≤560
			专科医疗机构	三级医疗机构			≤640	≤680	≤720
				二级医疗机构			≤320	≤340	≤360
		单位床位废水化学需氧量(COD)产生量	综合医疗机构	三级医疗机构	g/(床·d)	5	≤180	≤190	≤200
				二级医疗机构			≤120	≤130	≤140
			专科医疗机构	三级医疗机构			≤160	≤170	≤180
				二级医疗机构			≤80	≤85	≤90
		单位床位废水氨氮(NH_3-N)产生量	综合医疗机构	三级医疗机构	g/(床·d)	5	≤22	≤24	≤26
				二级医疗机构			≤15	≤16	≤17
			专科医疗机构	三级医疗机构			≤19	≤21	≤23
				二级医疗机构			≤10	≤11	≤13

续表

一级指标	权重值	二级指标		单位	权重值	Ⅰ级基准值	Ⅱ级基准值	Ⅲ级基准值
清洁生产管理要求	25	国家、行业及地方法律法规标准执行情况①		—	2	符合国家和地方有关环境法律、法规,废水排放执行 GB 18466、锅炉废气排放执行 DB11/139、餐饮油烟排放执行 GB 18483 或本市相关标准、噪声执行 GB 12348		
				—	2	符合国家和本市相关产业政策,不使用国家和本市明令淘汰的落后装备		
		管理制度		—	2	(1)有明确的节能减排目标和管理措施; (2)有健全的节能降耗、环境保护的规章制度; (3)有定期检查目标实现情况及规章制度执行情况的记录		
		组织机构		—	2	设置由院级领导分管的专职环境、能源管理岗位,实行环境、能源管理岗位责任制		
		环境审核		—	1	按照《清洁生产审核办法》开展清洁生产审核,有完善的清洁生产管理机构,并持续开展清洁生产		
				—	1	按照 GB/T 24001 建立环境管理体系,并取得认证	环境管理手册、程序文件及作业文件齐全	
		能源管理		—	2	按照 GB/T 23331 建立能源管理体系,并取得认证	能源管理手册、程序文件及作业文件齐全	
				—	2	计量器具配备情况符合 GB 17167 和 GB 24789 规定;计量台账完整①		
		环境管理	固体废物管理①	—	2	一般固体废物按照 GB 18599 相关规定执行;危险废物按照 GB 18597 相关规定执行		
				—	2	(1)医疗废物的分类收集、贮存、运送、处置执行《医疗卫生机构医疗废物管理办法》和《医疗废物集中处置技术规范》; (2)污水处理站污泥按照危险废物进行处理和处置		
				—	1	停止使用的含汞医疗器械应及时交由有资质的机构进行处理		
			化学品管理①	—	2	危险化学品管理应遵守《危险化学品安全管理条例》		
			环境安全①	—	2	制订突发事件(包括突发公共卫生事件、灾害事故等)应急预案并定期组织演练		

一级指标	权重值	二级指标	单位	权重值	Ⅰ级基准值	Ⅱ级基准值	Ⅲ级基准值
清洁生产管理要求	25	原料及设备采购	—	1	无汞医疗器械使用率≥20%	10%≤无汞医疗器械使用率<20%	无汞医疗器械使用率<10%
		第三方环境管理	—	1	对第三方机构(包括洗衣企业等)提出能源环境管理要求,符合相关法律法规要求		

① 限定性指标。

注：医疗机构内洗衣环节清洁生产评价执行《清洁生产评价指标体系 洗衣业》。

5.3　指标体系技术依据

5.3.1　装备要求

5.3.1.1　供配电系统

指标体系规定：

① 根据用电负荷的大小和性能，合理配置变压器的容量和台数，控制运行负荷为额定容量的 70%～90%；变压器应选用高效低耗型；

② 合理装置无功功率补偿设备，功率因数控制在 0.95 以上。

（1）变压器选型

指标体系规定：根据用电负荷的大小和性能，合理配置变压器的容量和台数，控制运行负荷为额定容量的 70%～90%；变压器应选用高效低耗型。

在选择变压器的容量和台数时，要合理预测未来负荷情况和增长速度，如果选择变压器容量和台数过多，将增加相关设备购置和安装、运行维护的投入；如果选择容量过小，将不能满足供电的需求，使变压器过载运行，造成设备损坏。同时，任何电器设备在轻负载下运行都是不经济的，因此，应尽量减少轻负载运行，变压器也不例外。变压器负载率<0.4 时，为不良运行区，损耗高。变压器满负荷时并非效率最高，损耗最小。当在下列两种情况时效率最高：其一，变压器负荷在额定容量的 80% 左右；其二，当负荷损耗铜损和空载损耗铁损相等时，当然过负荷就更不经济了。总之，应减少

和杜绝"大马拉小车"和"小马拉大车"的现象，动力容量要合理匹配。

因此，应根据实际情况选择变压器，并控制运行负荷为额定容量的70%～90%；选择高效低耗型的变压器可以提高变压器的技术经济效益，减少变压器损耗。

（2）功率因数

指标体系规定：合理装置无功率补偿设备，用电功率因数控制在0.95以上。

提高功率因数最常用和最简单的方法就是加装无功补偿装置——电力电容器。可以把它置于电动机旁进行随机补偿，使无功功率就地平衡。随机补偿具有资金投入少、运行维护简单、配置方便灵活等优点。也可以把电容器置于变压器旁，对变压器本身所消耗的无功进行补偿。补偿包括绕组损耗和铁芯损耗两部分，其中绕组损耗随负荷变化而变化，因此无功补偿的容量不应是固定的，应是可变的。

5.3.1.2　照明系统

指标体系规定：

① 采用高效照明器具，不使用白炽灯；

② 照明标准值符合《建筑照明设计标准》（GB 50034）中医疗机构的规定。

医疗机构由于功能与其他民用建筑的不同，在设计中有其特殊性。而医疗机构照明是体现医疗机构现代化的重要体现，在设计中既要考虑医疗机构各种治疗的照明要求，也要考虑病人对医疗机构照明环境的反应，避免因医疗机构照明布置或照度选择不当引起病人的不适和反感，尽可能营造一个和谐舒适的就医休养场所，同时也要保持节能减排的效果。因此，医疗机构再保证工作的前提下，应选择高效的照明器具，并且保证调光区节能灯使用率100%。

同时由于医疗机构部门很多，照度要求差别较大，一般照明、局部照明、特殊场所指示照明等也因功能不同而要求不同，需要全面考虑。因此，根据需求调节人工光源，采用分区控制，从而达到节能的目的。

根据《建筑照明设计规范》（GB 50034—2013），对医疗机构的建筑照明提出了严格的设计要求，具体如表5-2所列。

表 5-2　医疗机构建筑照明标准值

房间或场所	参考平面及其高度	照度标准值/lx	UGR	U_0	Ra
治疗室、检查室	0.75m 水平面	300	19	0.70	80
化验室	0.75m 水平面	500	19	0.70	80
手术室	0.75m 水平面	750	19	0.70	90
诊室	0.75m 水平面	300	19	0.60	80
候诊室、挂号厅	0.75m 水平面	200	22	0.40	80
病房	地面	100	19	0.60	80
走道	地面	100	19	0.60	80
护士站	0.75m 水平面	300	—	0.60	80
药房	0.75m 水平面	500	19	0.60	80
重症监护室	0.75m 水平面	300	19	0.60	90

注：1. UGR（unified glare rating，统一眩光值）：国际照明委员会（CIE）用于度量处于室内视觉环境中的照明装置发出的光对人眼引起不舒适感主观反应的心理参量。

2. U_0（uniformity ratio of illuminance，照度均匀度）：规定表明上的最小照度与平均照度之比。

3. Ra（general colour rendering index，一般显色指数）：光源对国际照明委员会（CIE）规定的第 1～第 8 种标准颜色样品显色指数的平均值。通称显色指数。

5.3.1.3　暖通空调系统

指标体系规定：

① 更新空调时必须采用清洁制冷剂，禁止使用 CFC-11、CFC-12、CFC-113 等国家规定的受控消耗臭氧层物质；

② 风机、水泵、电动机选用高效节能型；变工况风机、水泵采用变频调速控制装置；

③ 空调采暖系统的冷热源机组能效比符合《公共建筑节能设计标准》（GB 50189）第 4.2 条规定，锅炉热效率符合《公共建筑节能设计标准》（GB 50189）第 4.2.5 条规定。

《公共建筑节能设计标准》（GB 50189）第 4.2.10 条内容如下。

采用电机驱动的蒸汽压缩循环冷水（热泵）机组时，其在名义制冷工况和规定条件下的性能系数（COP）应符合下列规定：

① 水冷定频机组及风冷或蒸发冷却机组的性能系数（COP）不应低于表 5-3 的数值；

② 水冷变频离心式机组的性能系数（COP）不应低于表 5-3 中数值的 93％；

③ 水冷变频螺杆式机组的性能系数（COP）不应低于表 5-3 中数值的 95％。

表 5-3　冷水（热泵）机组制冷性能系数

类型		名义制冷量 CC /kW	性能系数 COP(质量比)					
			严寒 A、B 区	严寒 C 区	温和地区	寒冷地区	夏热冬冷地区	夏热冬暖地区
水冷	活塞式/涡旋式	$CC \leqslant 528$	4.10	4.10	4.10	4.10	4.20	4.40
	螺杆式	$CC \leqslant 528$	4.60	4.70	4.70	4.70	4.80	4.90
		$528 < CC \leqslant 1163$	5.00	5.00	5.00	5.10	5.20	5.30
		$CC > 1163$	5.20	5.30	5.40	5.50	5.60	5.60
	离心式	$CC \leqslant 1163$	5.00	5.00	5.10	5.20	5.30	5.40
		$1163 < CC \leqslant 2110$	5.30	5.40	5.40	5.50	5.60	5.70
		$CC > 2110$	5.70	5.70	5.70	5.80	5.90	5.90
风冷或蒸发冷却	活塞式/涡旋式	$CC \leqslant 50$	2.60	2.60	2.60	2.60	2.70	2.80
		$CC > 50$	2.80	2.80	2.80	2.80	2.90	2.90
	螺杆式	$CC \leqslant 50$	2.70	2.70	2.70	2.80	2.90	2.90
		$CC > 50$	2.90	2.90	2.90	3.00	3.00	3.00

注：气候分区按《公共建筑节能设计标准》（GB 50189）第 3.1.2 条确定。

《公共建筑节能设计标准》（GB 50189）第 4.2.14 条内容如下：

采用名义制冷量大于 7.1kW、电机驱动的单元式空气调节机、风管送风式和屋顶式空气调节机组时，其在名义制冷工况和规定条件下的能效比（EER）不应低于表 5-4 的数值。

《公共建筑节能设计标准》（GB 50189）第 4.2.19 条内容如下：采用直燃型溴化锂吸收式冷（温）水机组时，其在名义工况和规定条件下的性能参数应符合表 5-5 的规定。

表 5-4　单元式空气调节机、风管送风式和屋顶式空气调节机组能效比

类型		名义制冷量 CC /kW	能效比 EER(质量比)					
			严寒 A、B 区	严寒 C 区	温和 地区	寒冷 地区	夏热 冷地区	夏热冬 暖地区
风冷式	不接风管	7.1<CC≤14.0	2.70	2.70	2.70	2.75	2.80	2.85
		CC>14.0	2.65	2.65	2.65	2.70	2.75	2.75
	接风管	7.1<CC≤14.0	2.50	2.50	2.50	2.55	2.60	2.60
		CC>14.0	2.45	2.45	2.45	2.50	2.55	2.55
水冷式	不接风管	7.1<CC≤14.0	3.40	3.45	3.45	3.50	3.55	3.55
		CC>14.0	3.25	3.30	3.30	3.35	3.40	3.45
	接风管	7.1<CC≤14.0	3.10	3.10	3.15	3.20	3.25	3.25
		CC>14.0	3.00	3.00	3.05	3.10	3.15	3.20

注：气候分区按《公共建筑节能设计标准》（GB 50189）第 3.1.2 条确定。

表 5-5　直燃型溴化锂吸收式冷（温）水机组性能参数

名义工况		性能参数	
冷(温)水进/出口温度 /℃	冷却水进/出口温度 /℃	性能参数(质量比)	
		制冷	供热
12/7(供冷)	30/35	≥1.20	—
—/60(供热)	—	—	≥9.0

《公共建筑节能设计标准》（GB 50189）第 4.2.5 条内容如下：锅炉的额定热效率，应符合表 5-6 的规定。

表 5-6　锅炉额定热效率

锅炉类型及燃料种类		锅炉额定蒸发量 D/额定热功率 Q				
		D<1/ Q<0.7	1≤D≤2/ 0.7≤Q ≤1.4	2<D<6/ 1.4<Q <4.2	6≤D≤8/ 4.2≤Q ≤5.6	8<D≤20/ 5.6<Q ≤14.0	D>20/ Q>14.0
燃油燃气锅炉	重油	86		88			
	轻油	88		90			
	燃气	88		90			

锅炉类型及燃料种类		锅炉额定蒸发量 D/额定热功率 Q					
		$D<1/$ $Q<0.7$	$1\leqslant D\leqslant2/$ $0.7\leqslant Q$ $\leqslant1.4$	$2<D\leqslant6/$ $1.4<Q$ <4.2	$6\leqslant D\leqslant8/$ $4.2\leqslant Q$ $\leqslant5.6$	$8<D\leqslant20/$ $5.6<Q$ $\leqslant14.0$	$D>20/$ $Q>14.0$
层状燃烧锅炉	Ⅲ型烟煤	75	78	80		81	82
抛煤机链条炉排锅炉		—	—	—		82	83
流化床燃烧锅炉		—			84		

注：1. 蒸发量 D 单位为 t/h;

2. 额定热功率 Q 单位为 MW。

5.3.1.4 节能环保设备技术

（1）节水及节水器

节水器具符合《节水型生活用水器具》（CJ 164），安装率达到100％。

1）龙头节水　水龙头是应用范围最广、数量最多的一种盥洗用水器具。目前节水型水龙头大多为陶瓷阀芯水龙头。这种水龙头密闭性好、启闭迅速、使用寿命长，而且在同一静水压力下，其出流量均小于普通水龙头的出流量，具有较好的节水效果，节水量为20％～30％。充气水龙头是使用较广泛的节水龙头，在水龙头上开有充气孔，由于吸进空气，体积增大，速度减小，既防溅水又可节约水量，可节约水量25％左右。

2）淋浴节水　淋浴时因调节水温和不需水擦拭身体的时间较长，若不调节水量会浪费很多水。带恒温装置的冷热水混合栓式淋浴器，按设定好的温度开启扳手，既可迅速调节温度又可减少调水时间。带定量停止水栓的淋浴器，能自动预先调好需要的冷热水量，如用完已设定好的水量，即可自动停止，防止浪费冷水和热水。

（2）节电及节电设备

具有能效标识的设备（如冰箱等）达到等级2；其他用电设备采用节能环保型设备。

高能耗电器会带来巨大的能源消耗，同时也将加重对环境的污染。世界各国多通过制定和实施能效标准、推广能效标识制度来提高用能产品的能源效率，促进节能技术进步，进而减少有害物的排放和保护环境。因此，应使用具有能效标识的节能产品。

能效标识分为 1、2、3、4、5 共 5 个等级：等级 1 表示产品达到国际先进水平，最节电，即耗能最低；等级 2 表示比较节电；等级 3 表示产品的能源效率为我国市场的平均水平；等级 4 表示产品能源效率低于市场平均水平；等级 5 是市场准入指标，低于该等级要求的产品不允许生产和销售。

评价指标体系要求：医疗机构具有能效标识的设备要达到等级 2。

此外，其他用电设备也应采用节能环保型设备，如分体式空调、冰箱、冷水机等。

（3）采用太阳能、地热能、风能等可再生能源和技术

根据北京市节能环保需求并结合北京市目前的能源消费结构，应在北京市积极推进新能源的使用。北京地区太阳能、地热能、风能等可再生能源的利用率较低。主观上是因为对太阳能、地热能、风能等可再生能源的利用重视不够，加快新能源的推广应用，可以有力地改进北京市能源消费现状，减少大气的污染物的排放，改进空气质量。

同时，在外省市颁布的医疗机构发展规划中也积极在医疗机构内部推广新能源的使用，如长株潭城市群"两型"医院建设标准（试行）、太原市绿色医院考核评定细则等。

5.3.2　资源能源利用指标

根据医疗机构的特点，资源消耗和能源消耗是服务过程中的重点控制指标。评价指标体系设置单位床位取水量和单位面积综合能耗两个指标，用以反映资源消耗和能源消耗水平。由于综合类医疗机构与专科医疗机构提供的服务、设备装备等均差别较大。因此，评价指标体系将综合医疗机构和专科医疗机构分开设置，同时二级医疗机构和三级医疗机构亦分开考虑。

结合全国总体医疗机构用水标准情况，同时参考综合医疗机构建筑设计规范及考虑到新标准的先进性和代表性，确定 900L/（床·d）为综合性三级医疗机构的水资源消耗Ⅰ级基准值，600L/（床·d）为综合性二级医疗机构的水资源消耗Ⅰ级基准值；800L/（床·d）为专科性三级医疗机构的水资源消耗Ⅰ级基准值，400L/（床·d）为专科性二级医疗机构的水资源消耗Ⅰ级基准值。不同类型医疗机构水资源消耗指标基准

值见表 5-7。

表 5-7　不同类型医疗机构水资源消耗指标基准值

类型	医疗机构等级	单位床位取水量/[L/(床·d)]		
		Ⅰ级基准值	Ⅱ级基准值	Ⅲ级基准值
综合医疗机构	三级医疗机构	≤900	≤950	≤1000
	二级医疗机构	≤600	≤650	≤700
专科医疗机构	三级医疗机构	≤800	≤850	≤900
	二级医疗机构	≤400	≤420	≤440

　　结合全国总体医疗机构用能情况及北京市医疗机构水平，并结合各省市已有的能源评价标准，考虑到综合能耗要反映北京市医疗机构整体能源消耗水平，同时定额指标总体上要符合北京市的节能整体规划，并也要体现首都在全国的表率作用，体现标准的先进性和前瞻性，确定北京市医疗机构综合能源消耗水平。具体见表 5-8。

表 5-8　北京市医疗机构综合能耗标准

医疗机构类型	医疗机构等级	单位综合能耗定额（按标煤计）/[kg/(m²·a)]		
		Ⅰ级基准值	Ⅱ级基准值	Ⅲ级基准值
综合医疗机构	三级医疗机构	≤32	≤36	≤40
	二级医疗机构	≤15	≤17	≤19
专科医疗机构	三级医疗机构	≤32	≤36	≤40
	二级医疗机构	≤15	≤17	≤19

5.3.3　污染物产生指标（末端处理前）

　　污染物产生指标是评价指标体系中衡量医疗机构污染控制水平的重要指标，直接影响环境。医疗机构在服务过程中产生的主要污染物主要为废水，在本项指标中选定每日单位床位废水产生量 [L/(床·d)]、每日单位床位废水 COD_{Cr} 产生量 [g/(床·d)] 和每日单位床位废水氨氮产生量 [g/(床·d)] 作为主要考核指标。

5.3.3.1 单位床位废水产生量

根据调查的实际情况，Ⅰ级基准值废水产生量按取水量的 80% 计算，Ⅱ级基准值废水产生量按取水量的 90% 计算，Ⅲ级基准值按取水量的 95% 计算。

评价指标体系规定的单位床位废水产生量如表 5-9 所列。

表 5-9　北京市医疗机构废水产生量指标

指标	医疗机构类型	医疗机构等级	Ⅰ级基准值	Ⅱ级基准值	Ⅲ级基准值
废水产生量 /[L/(床·d)]	综合医疗机构	三级医疗机构	≤720	≤760	≤800
		二级医疗机构	≤480	≤520	≤560
	专科医疗机构	三级医疗机构	≤640	≤680	≤720
		二级医疗机构	≤320	≤340	≤360

5.3.3.2 单位床位废水 COD_{Cr} 产生量

根据医疗机构废水排放实际情况和《医院污水处理工程技术规范》（HJ 2029）相关规定，医疗机构废水 COD_{Cr} 浓度范围为 $150\sim300mg/L$，平均值为 250mg/L。评价指标体系规定的 COD_{Cr} 产生量如表 5-10 所列。

表 5-10　北京市医疗机构 COD_{Cr} 产生量指标

指标	医疗机构类型	医疗机构等级	Ⅰ级基准值	Ⅱ级基准值	Ⅲ级基准值
废水 COD_{Cr} 产生量 /[g/(床·d)]	综合医疗机构	三级医疗机构	≤180	≤190	≤200
		二级医疗机构	≤120	≤130	≤140
	专科医疗机构	三级医疗机构	≤160	≤170	≤180
		二级医疗机构	≤80	≤85	≤90

5.3.3.3 单位床位废水氨氮产生量

根据医疗机构废水排放实际情况和《医院污水处理工程技术规范》（HJ 2029）相关规定，医疗机构废水氨氮浓度范围为 $10\sim50mg/L$，平均值 30mg/L。评价指标体系规定的氨氮产生量如表 5-11 所列。

表 5-11　北京市医疗机构氨氮产生量指标

指标	医疗机构类型	医疗机构等级	Ⅰ级基准值	Ⅱ级基准值	Ⅲ级基准值
废水氨氮产生量/[g/(床·d)]	综合医疗机构	三级医疗机构	≤22	≤24	≤26
		二级医疗机构	≤15	≤16	≤17
	专科医疗机构	三级医疗机构	≤19	≤21	≤23
		二级医疗机构	≤10	≤11	≤13

5.3.4　服务要求

5.3.4.1　绿色宣传

随着医疗机构管理水平的加强和国家对服务业节能减排工作的开展，部分医疗机构也开始对绿色宣传重视起来。在部分省市颁布的针对医疗机构的评选办法中也将绿色宣传列为考核科目之一，如《陕西省绿色医院评审细则》中将绿色宣传列为重要考核指标，考核内容包括设立环境宣传教育橱窗、宣传栏、警示牌，有明显的禁烟标记、有环保书籍、报刊及音像资料、医疗机构管理人员需经环保和卫生管理部门的专业培训，熟悉环保法律法规，并获得结业证书、医疗机构通过讲座、培训等多种形式对全体员工开展环境教育等。因此，评价指标体系规定：

① 公共场所明显处设置环保宣传牌，通过墙报、电子信息网络等进行节能环保宣传；

② 定期开展节能减排、清洁生产教育培训。

某医疗机构宣传示意见图 5-1。

5.3.4.2　服务系统

电子病历系统取代原来采用的全纸质病历系统，可以节约大量纸张，我国已在镇江、南充、洛阳等 16 个城市推行电子病历系统。美国、日本和部分欧洲国家推广电子病历系统已经形成一定规模。因此，评价指标体系规定：应用电子病历系统取代原来的单纯纸质病历本系统。

5.3.4.3　空气质量

指标体系规定医疗机构室内应设置室内空气质量监控系统；手术室、病

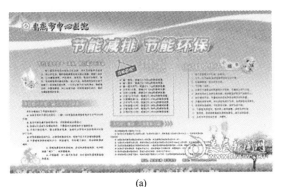

(a)

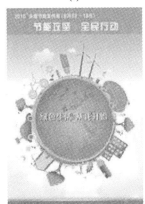

(b)

图 5-1　某医疗机构宣传示意

房等医疗科室空气环境、质量、消毒应达到《医院消毒卫生标准》（GB 15982）规定的要求；手术室、重症监护病房（ICU）、心血管监护病房（CCU）的应符合《医院洁净手术部建筑技术规范》（GB 50333）的规定。

《医院消毒卫生标准》（GB 15982）规定的主要要求如下。

医疗机构消毒卫生要求：各类环境空气、物体表面菌落总数应符合表 5-12 要求。

Ⅰ类环境为采用空气洁净技术的诊疗场所，分洁净手术部和其他洁净场所。

Ⅱ类环境为非洁净手术部（室）；产房；导管室；血液病病区、烧伤病区等保护性隔离病区；重症监护病区；新生儿室等。

Ⅲ类环境为母婴同室；消毒供应中心的检查包装灭菌区和无菌物品存放区；血液透析中心（室）；其他普通住院病区等。

Ⅳ类环境为普通门（急）诊及其检查、治疗（注射、换药等）室；感染性疾病科门诊和病区。

表 5-12   各类环境空气、物体表面菌落总数卫生标准

环境类别		空气平均菌落数[①]		物体表面平均菌落数 /(cfu/m²)
		/(cfu/皿)	/(cfu/m³)	
Ⅰ类环境	洁净手术部	符合 GB 50333 要求	≤150	≤5.0
	其他洁净场所	≤4.0(30min)[②]		
Ⅱ类环境		≤4.0(15min)	—	≤5.0
Ⅲ类环境		≤4.0(5min)	—	≤10.0
Ⅳ类环境		≤4.0(5min)	—	≤10.0

① cfu/皿为平板暴露法，cfu/m³ 为空气采样器法。

② 平板暴露法检测时的平板暴露时间。

5.3.5   清洁生产管理要求

环境管理要求为定性指标，主要针对医疗机构在运行过程中难以定量考核指标进行设置的。评价指标体系环境管理指标包括环境法律法规标准、环境审核、组织机构、内部管理（能源管理、节水管理、物流管理、固体废物管理、化学品管理）、原料及设备采购。

（1）环境法律法规标准

符合国家和地方有关环境法律、法规；废水、废气、废物排放及噪声达到国家和地方相关标准、排污许可证管理要求。

（2）环境审核

按照《清洁生产审核办法》完成了清洁生产审核，有完善的清洁生产管理机构，并持续开展清洁生产；按照《环境管理体系 要求及使用指南》（GB/T 24001）建立并有效运行环境管理体系，环境管理手册、程序文件及作业文件齐备。

（3）组织机构

设置环境、能源管理岗位，实行环境、能源管理岗位责任制。重点用能系统、设备的操作岗位应当配备专业技术人员。

（4）内部管理

包括能源管理、节水管理、物流管理、医疗废物管理、化学品管理。

（5）能源管理

冷热源、输配系统和照明等各部分能耗进行独立分项计量，大功率电机

按相关规定单独安装电表；通风、制冷和供暖设备应强化日常维护及清洁管理，并配有监控系统。

（6）节水管理

制订取水定额标准和责任制，二级水表计量率 100%。

（7）物流管理

采用有利于内部物流细分的技术手段和管理措施。

（8）固体废物管理

固体废物的分类收集、贮存、运送、处置执行《医疗卫生机构医疗废物管理办法》和《医疗废物集中处置技术规范》；栅渣、化粪池和污水处理站污泥按照危险废物进行处理和处置。

（9）化学品管理

危险化学品管理应遵守《危险化学品安全管理条例》。

（10）原料及设备采购

鼓励使用不含汞血压计、体温计及相关无汞器械。

5.4　评价示例分析及应用

5.4.1　示例医疗机构概况

北京某三级综合医疗机构现有建筑面积 22.43 万平方米，全院在职人数 2471 人，日平均就诊人数 6080 人，实际开放病床床位数 982 床。

该医疗机构的科室分为内科系统、外科系统和医技系统三大系统。

5.4.2　清洁生产对标分析

对某医疗机构清洁生产情况进行对标分析，各项指标结果如表 5-13 所列。

综合机构实际情况对比清洁生评价指标体系后，对医疗机构整体打分为 71.43，但由于限定性指标单位床位取水量及废水产生量达不到Ⅲ级基准值要求，因此该医疗机构清洁生产水平低于三级水平。

表5-13 某三级综合医疗机构清洁生产技术指标

一级指标	权重值	二级指标	单位	权重值	I级基准值	II级基准值	III级基准值	现状值	得分/分
装备要求	20	供配电系统	—	2	根据用电负荷的大小和性能，合理配置变压器的容量和台数；变压器应选用高效低耗型			达到清洁生产I级标准	100
			—	2	合理装置无功功率补偿设备，用电功率因数控制在0.92以上		合理装置无功功率补偿设备，功率因数控制在0.9以上	达到清洁生产III级标准	60
		照明系统	—	2	节能灯使用率100%			达到清洁生产I级标准	100
			—	2	照明标准值符合GB 50034，各场所照明功率密度值不高于GB 50034规定的目标值		照明标准值符合GB 50034，各场所照明功率密度值不高于GB 50034规定的现行值	达到清洁生产III级标准	60
		空气调节与采暖系统	—	3	更新空调时应采用清洁制冷剂，禁止使用CFC-11、CFC-12、CFC-113等国家规定的受控制消耗臭氧层物质①			达到清洁生产I级标准	100
			—	2	风机、水泵、电动机选用高效节能型；变工况风机、水泵采用变频调速控制装置			达到清洁生产I级标准	100
			—	3	冷热源选用性能系数（COP值）、综合部分负荷性能系数（IPLV）、能效比（EER）、额定热效率高的节能产品；空调采暖系统的冷热源机组能效比、锅炉额定热效率符合GB 50189			达到清洁生产I级标准	100
			—	2	锅炉综合能耗符合DB11／1150①			达到清洁生产I级标准	100
		节水器具	—	2	节水器具符合CJ 164，安装率达到100%			达到清洁生产I级标准	100
服务要求	10	绿色宣传	—	3	采用宣传栏等措施向患者及家属开展节能环保宣传			达到清洁生产I级标准	100
			—	3	对住院患者发放节能减排倡议书			达到清洁生产I级标准	100
		服务系统	—	4	应用数字化医疗服务系统			达到清洁生产I级标准	100

续表

一级指标	权重值	二级指标	单位	权重值	I 级基准值	II 级基准值	III 级基准值	现状值	得分/分
资源能源利用指标	25	单位床位取水量①	L/(床·d)	12	≤900	≤950	≤1000	1538（不到 III 级）	0
		单位建筑面积综合能耗（按标煤计）①	kg/m²	11	≤32	≤36	≤40	32.05（II 级）	97.5
		再生能源使用率①	%	2	≥5	≥3	<3	5（I 级）	100
污染物产生指标（末端处理前）①	20	单位床位废水产生量①	L/(床·d)	10	≤720	≤760	≤800	1538（不到 III 级）	0
		单位床位废水 COD 产生量①	g/(床·d)	5	≤180	≤190	≤200	188.4（II 级）	90.8
		单位床位废水氨氮产生量①	g/(床·d)	5	≤22	≤24	≤26	25.3（III 级）	74.8
清洁生产管理要求	25	国家、行业及地方标准相关情况①	—	2	符合国家和本市有关环境法律、法规，废水排放执行 GB 18466、锅炉废气排放执行 DB 11/139，餐饮油烟排放执行 GB 18483 或本市相关标准，噪声执行 GB 12348			达到清洁生产 I 级标准	100
			—	2	符合国家和本市相关产业政策，不使用国家和本市明令淘汰的落后装备			达到清洁生产 I 级标准	100
		管理制度		2	有明确的节能减排目标和管理措施；有健全的节能降耗、环境保护的规章制度；有定期检查目标实现情况及规章制度执行情况的记录			达到清洁生产 I 级标准	100
		组织机构		2	设置由院级领导分管的专职环境、能源管理岗位，能源管理岗位责任制			达到清洁生产 I 级标准	100
		环境审核		1	按照 GB/T 24001 建立环境管理体系并取得认证	按照《清洁生产审核暂行办法》完成了清洁生产审核，并持续开展清洁生产		达到清洁生产 I 级标准	100
			—	1	环境管理手册、程序文件及作业文件齐全			达到清洁生产 II 级标准	80

续表

一级指标	权重值	二级指标	单位	权重值	I级基准值	II级基准值	III级基准值	现状值	得分/分
清洁生产管理要求（环境管理）	25	能源管理	—	2	按照GB/T 23331建立能源管理体系，并取得认证	建立能源管理	能源管理手册、程序文件及作业文件齐全	达到清洁生产Ⅲ级标准	60
		能源管理	—	2	计量器具配备情况符合GB 17167和GB 24789规定；计量台账完整①			达到清洁生产Ⅰ级标准	100
		固体废物管理①	—	2	一般固体废物按照GB 18599相关规定执行			达到清洁生产Ⅰ级标准	100
		固体废物管理①	—	2	医疗废物的分类收集、储存、运送、处置执行《医疗卫生机构医疗废物管理办法》和《医疗废物集中处置技术规范》；污水处理进行处理和处置			达到清洁生产Ⅰ级标准	100
		固体废物管理①	—	1	停止使用的含汞医疗器械应及时交由有资质的机构进行处理			达到清洁生产Ⅰ级标准	100
		化学品管理①	—	2	危险化学品管理应遵守《危险化学品安全管理条例》			达到清洁生产Ⅰ级标准	100
		环境安全①	—	2	制订突发事件（包括突发公共卫生事件、灾害事故等）应急预案并定期组织演练			达到清洁生产Ⅰ级标准	100
		原料及设备采购	—	1	无汞医疗器械使用率≥20%	10%≤无汞医疗器械使用率<20%	无汞医疗器械使用率<10%	达到清洁生产Ⅱ级标准	80
		第三方环境管理	—	1	对第三方机构（包括洗涤企业）提出能源环境管理要求，符合相关法律法规要求				

①限定性指标。

第6章

医疗机构清洁生产先进管理经验和技术

6.1 清洁生产管理理念

清洁生产管理工作需要针对医疗机构开展活动。通过试点单位的深入调查，分析医疗机构环境现状，查找目前主要存在的环境问题及对环境造成的影响。内容主要包括环境意识、环境管理制度、资源与能源的利用和消耗、废物处置与排放、服务产品和方式等软、硬件条件及各个环节存在的问题及其环境影响和可改进的地方。

试点单位开展清洁生产的试验，研究医疗机构清洁生产的具体措施、实施方法和程序，总结归纳医疗机构实施清洁生产的途径。提出医疗机构清洁生产的具体要求，制订医疗机构清洁生产行业标准与规范，制订试点行业清洁生产的审核标准和评价指标体系。对医疗机构开展清洁生产工作的效益进行分析，围绕"节能、降耗、减污、增效"和医疗机构形象等方面，对清洁生产潜在的经济效益和环境效益进行评估。

6.2 清洁生产技术与措施

6.2.1 环保技术与措施

6.2.1.1 医疗机构水污染物控制技术

（1）概述

医院污水处理主要包括污水的预处理、物化或生化处理和消毒三部分。

为防止病原微生物的二次污染，对污水处理过程中产生的污泥和废气也要进行处理。根据医疗机构的性质、规模和废水排放去向，采用不同的处理工艺，且处理工艺应考虑不同地区的技术经济条件。

传染病医院（含带传染病房综合医院）所产生污水含有病原性微生物，风险较高，宜采用处理级别较高的二级处理＋消毒工艺或深度处理＋消毒工艺，并需进行预消毒处理，保证良好的处理效果。对于排入自然水体的医疗机构污水，根据国家和地方污染物排放标准和医院污染物控制指标，从卫生安全和环境保护的双重目标的要求出发，宜采用二级处理＋消毒工艺或深度处理＋消毒工艺，且禁止向《地表水环境质量标准》（GB 3838）Ⅰ类、Ⅱ类和Ⅲ类水域的饮用水保护区和游泳区，《海水水质标准》（GB 3097）一、二类海域排放医疗机构污水。

对于处理出水排入城市下水道（设有二级污水处理厂）的综合医院推荐采用二级处理，但考虑各地经济条件不同，也可采用一级处理工艺，但为保障消毒效果，必须加强处理效果，保证消毒前水质较好且稳定。

医疗机构废水处理技术路线如图 6-1 所示。

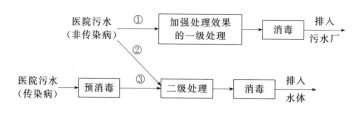

图 6-1　医疗机构废水处理技术路线

（2）医疗机构主要废水处理技术

1）加强处理效果的一级处理工艺　对于处理出水最终进入二级处理城市污水处理厂的综合性医疗机构，应加强其处理效果，提高悬浮物的去除率，减少消毒剂用量。加强一级处理效果宜通过两种途径实现，即对现有一级处理工艺进行改造以加强去除效果和采用一级强化处理技术。加强处理效果的一级强化处理可以将携带病毒、病菌的颗粒物去除，提高后续深化消毒的效果并降低消毒剂的用量。其中对现有一级处理工艺进行改造可充分利用现有设施，减少投资费用。

① 对现有一级处理工艺进行加强处理效果的改造。改造应根据实际情况，充分利用现有处理设施，对现有医疗机构中应用较多的化粪池、接触池

在结构或运行方式上进行改造，必要时增设部分设施，尽可能地提高处理效果，以达到医疗机构污水处理的排放标准。

②一级强化处理。对于综合性医疗机构（不带传染病房）废水处理可采用"预处理→一级强化处理→消毒"的工艺。通过混凝沉淀（过滤）去除携带病毒、病菌的颗粒物，提高消毒效果并降低消毒剂的用量，从而避免消毒剂用量过大对环境产生的不良影响。

一级强化处理工艺流程如图6-2所示。

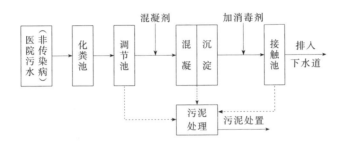

图6-2　一级强化处理工艺流程

废水经化粪池进入调节池，调节池前部设置自动格栅，调节池内设提升水泵。废水经提升后进入混凝沉淀池进行混凝沉淀，沉淀池出水进入接触池进行消毒，接触池出水达标排放。

调节池、混凝沉淀池、接触池的污泥及栅渣等废水处理设施内产生的垃圾集中消毒外运。消毒可采用巴氏蒸汽消毒或投加石灰等方式。

2）二级处理工艺　二级处理工艺流程为"调节池→生化处理→接触消毒"（见图6-3）。废水通过化粪池进入调节池。调节池前部设置自动格栅。调节池内设提升水泵，废水经提升后进入好氧池进行生化处理，好氧池出水进入接触池消毒，出水达标排放。调节池、生化处理池、接触池的污泥及栅渣等废水处理设施内产生的垃圾集中消毒外运焚烧。消毒可采用巴氏蒸汽消毒或投加石灰等方式。

传染病医院的生活污水和粪便宜分别收集。生活污水直接进入预消毒池进行消毒处理后进入调节池，病人的粪便应先独立消毒，然后通过下水道进入化粪池。各构筑物必须在密闭的环境中运行，通过统一的通风系统进行换气，废气通过消毒后排放，空气消毒可采用紫外线消毒系统。

好氧生化处理单元去除 COD_{Cr}（化学需氧量）、BOD_5（五日生化需氧量）等有机污染物，好氧生化处理可选择接触氧化、活性污泥和高效好氧处

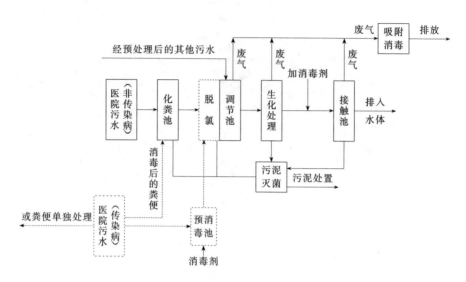

图 6-3　二级处理工艺流程（非传染病和传染病污水）

理工艺，如膜生物反应器、曝气生物滤池等工艺。采用具有过滤功能的高效好氧处理工艺，可以降低悬浮物浓度，有利于后续消毒。

废水处理过程产生的污泥有栅渣、调节池、沉淀池污泥等。污泥处理可根据产泥量分情况进行处理：湿污泥产量小于 $2m^3/d$ 的医疗机构污水处理系统，污泥可在消毒后排入化粪池，此时化粪池的容积应考虑该部分的污泥量。湿污泥产量大于 $2m^3/d$ 的医疗机构污水处理系统，污泥可消毒后进行脱水。

医疗机构废水处理产生的污泥属于医疗废物，应按危险废物进行规范贮存和处理处置。

（3）医疗废水处理工艺

1）预处理工艺　废水预处理系统通常由预消毒池、格栅、调节池、水解池、混凝沉淀池等，根据水质、水量要求组合而成。

① 预消毒池。传染病医疗机构（含带传染病房综合医院）病人的排泄物应经预消毒处理后排入化粪池；普通综合医院（不带传染病房）可不设预消毒池。

传染病医院（含带传染病房综合医院）污水预消毒池的接触时间不宜小于 0.5h，宜采用臭氧消毒，采用氯消毒应进行脱氯。

② 格栅。在废水处理系统或水泵前宜设置格栅，格栅井与调节池可采用合建的方式，格栅应按最大时废水量设计。栅渣与污水处理产生污泥等一同集中消毒、处理、处置。

③ 调节池。废水处理应设调节池。连续运行时，其有效容积按日处理水量的 30%～40% 计算。间歇运行时，其有效容积按工艺运行周期计算。

调节池应采用封闭结构，设排风口，防沉淀措施宜采用水下搅拌方式。采用液下搅拌时，具体搅拌功率应结合池体大小进行确定，一般可按 5～10W/m³。调节池应设置排空集水坑，池底应设计流向集水坑的坡度，坡度设计应不小于 0.3%～0.5%。

④ 水解池。调节池后可设置水解池，水解池为常温水解酸化，温度宜为 15～40℃，溶解氧（dissolved oxygen，DO）宜保持在 0.2～0.5mg/L。

水解酸化池一般采用上向流方式，最大上升流速宜为 1.0～1.5m/h，水力停留时间一般可根据实际情况设计为 2.5～3h。

⑤ 混凝沉淀处理。废水的一级强化处理宜采用混凝沉淀工艺。絮凝池、沉淀池应分两组，每组按 50% 的水量计算。絮凝池应采用机械搅拌，絮凝搅拌时间应由实验确定。当污水处理量小于 20m³/h 时，沉淀池宜设备化，可采用钢结构或其他结构形式的一体化设备，池形宜为竖流式或斜板沉淀池。当污水处理量大于 20m³/h 时，沉淀池宜为钢筋混凝土结构，池形宜为竖流式或平流式沉淀池。

2）废水处理主体单元——生化处理（二级处理）工艺　废水生化处理工艺主要有活性污泥工艺、生物接触氧化工艺、膜生物反应器、曝气生物滤池等。

① 活性污泥工艺。传统活性污泥法适用于 800 床以上水量较大的医疗机构废水处理工程。对于 800 床以下、水量较小的医疗机构宜采用序批式活性污泥法（SBR）。

曝气池污泥负荷根据出水有机物和氨氮要求，需要时应满足硝化要求，一般污泥负荷宜为 $0.1～0.4kgBOD_5/(kgVSS \cdot d)$；污泥浓度应保持 2～4g/L，水力停留时间应在 4～12h。曝气池和二沉池设计遵循《室外排水设计规范》（GB 50014）有关规定。

② 生物接触氧化工艺。生物接触氧化法适用于 500 床以下的中小规模医疗机构污水处理工程，尤其适用于场地面积小、水量小、水质波动较大和污染物浓度较低、活性污泥不易培养等情况的污水处理。

生物接触氧化法污泥负荷可采用 $0.8\sim1.5kgBOD_5/(m^3$ 填料 $\cdot$ d)，水力停留时间 $2\sim5h$，气水比 $15\sim20$。其他工艺参数见《室外排水设计规范》（GB 50014）等相关的规定。

③ 膜生物反应器。膜生物反应器适用于废水处理场地面积小、出水水质要求高、后续采用紫外消毒等的情况。

膜通量等参数参照《膜分离法污水处理工程技术规范》（HJ 579）以及膜组件供应商数据。中空纤维膜组件（HF）的膜通量可设计为 $8\sim15L/(m^2\cdot h)$。曝气池内污泥浓度应保持 $6\sim10g/L$，污泥负荷为 $0.1\sim0.2kgBOD_5/(kgMLVSS\cdot d)$；水力停留时间应在 $3\sim5h$，气水比 $20\sim30$。

④ 曝气生物滤池。曝气生物滤池适用于 300 床以下的小规模医疗机构污水处理工程，尤其适用于医院污水处理场地面积小和出水水质要求高等情况。

曝气生物滤池水力负荷一般为 $2\sim3m^3/(m^2\cdot h)$，容积负荷为 $1\sim2kgBOD_5/(m^3\cdot d)$，滤床高 $3\sim4m$，气水比 $4\sim6$。

反冲洗时，宜采用气-水联合反冲洗。

气冲洗：气速 $40\sim70m/h$，历时 $3\sim5min$。

气-水联合反冲洗：气速 $40\sim70m/h$，冲洗水流速 $30\sim50m/h$，历时 $4\sim8min$。

水冲洗：冲洗水流速 $30\sim50m/h$，历时 $3\sim5min$。

冲洗周期宜为 24h。

3) 消毒工艺　医疗机构污水可采用强氧化剂或紫外线消毒剂对污水进行消毒。消毒剂应根据技术经济分析选用，通常使用的有氯消毒（如二氧化氯、次氯酸钠、液氯）、紫外线和臭氧等。

① 氯消毒。氯消毒系统参照《室外排水设计规范》（GB 50014）有关规定进行设计。设计时应按设计选定的处理工艺流程的实际运行情况，按最不利情况进行组合，校核实际接触时间，以满足设计要求。

接触消毒池的容积应满足接触时间和污泥沉积的要求。传染病医院污水接触时间不宜小于 1.5h，综合医院污水接触时间不宜小于 1.0h。加强处理效果的一级处理出水的设计加氯量以有效氯计，一般为 $30\sim50mg/L$。二级处理出水的设计参考加氯量（以有效氯计）一般为 $15\sim25mg/L$。氯投加量为参考值，运行中应根据余氯量和实际水质水量实验确定投加量。

接触消毒池一般分为两格，每格容积为总容积的 1/2。池内应设导流墙

（板），避免短流。导流墙（板）的净距应根据水量和维修空间要求确定，一般为 $600\sim700$mm。接触池的长度和宽度比不宜小于 20:1。接触池出口处应设取样口。

液氯消毒不宜用于人口稠密区内医疗机构及小规模医疗机构的污水消毒。可用于远离人口聚居区的规模较大（>1000床）且管理水平较高的医疗机构污水处理系统。

电解法、化学法二氧化氯消毒适用于各种规模医疗机构污水的消毒处理尤其适用于管理水平较高的医疗机构污水处理系统。

次氯酸钠消毒不宜用于人口稠密区内及大规模医疗机构的污水消毒，可用于远离人口聚居区、规模较小的医疗机构污水处理系统。

漂粉精、漂白粉适用于规模<300床的经济欠发达地区医疗机构污水处理消毒系统。

电解法次氯酸钠发生器适用于管理水平较高的医疗机构污水处理消毒系统。

② 臭氧消毒。传染病医院和传染病房排出的含有肝炎及肠道病毒的医疗机构废水应优先采用臭氧消毒；采用氯消毒会对环境和水体造成不良影响时应采用臭氧消毒；对处理后的水再生回用或排入特殊要求水体时应首选臭氧消毒。

采用臭氧消毒，一级处理出水投加量为 $30\sim50$mg/L，接触时间不小于 30min；二级处理出水投加量为 $10\sim20$mg/L，接触时间 $5\sim15$min；大肠菌群去除率不低于 99.99%。

采用臭氧消毒时，在工艺末端必须设置尾气处理或尾气回收装置，反应后排出的臭氧尾气必须经过分解破坏或回收利用，处理后的尾气中臭氧含量应小于 0.1mg/L。

③ 紫外线消毒。紫外线消毒适用于：a. 254nm 紫外线透射率不小于 60%、悬浮物浓度小于 20mg/L 的二级污水处理系统出水；b. 悬浮物浓度小于 10mg/L 的出水；c. 在有特殊要求的情况下，如排入有特殊要求的水域也可采用紫外消毒方式。

当水中悬浮物浓度<20mg/L，推荐的照射剂量为 60mJ/cm^2；水中悬浮物浓度<10mg/L，推荐的照射强度为 $25\sim30\mu$W/cm^2；照射接触时间应大于 10s 或由试验确定。

医疗机构污水处理宜采用封闭型紫外线消毒系统。医疗机构污水紫外线消毒系统应设置自动清洗装置。

4）废气处理单元 为防止医疗机构水处理构筑物内病毒逸散到大气中而造成病毒的二次传播污染，按局部通风设计原则，针对有害气体散发状况优先考虑密闭罩。对于格栅口和污泥的清除处，由于操作需要，可以采取敞口罩。

废气处理可采用臭氧、过氧乙酸、含氯消毒剂、紫外线、高压电场、过滤吸附和光催化消毒处理对空气传播类病毒进行有效灭活。

5）污泥处理处置单元 医疗机构废水处理系统污泥应在消毒池或储泥池中进行消毒，消毒池或储泥池池容不小于处理系统24h产泥量，但不宜小于$1m^3$。储泥池内需采取搅拌措施，以利于污泥加药消毒。

污泥消毒可通过化学消毒的方式实现。化学消毒法常使用石灰和漂白粉。石灰投量为每升污泥约15g，使pH值为11～12，搅拌均匀后接触30～60min，并存放7d以上。漂白粉投加量为泥量的10％～15％。条件允许，可采用紫外线辐照消毒。

医疗机构废水处理系统污泥脱水宜采用离心脱水机。离心分离前的污泥调质一般采用有机或无机药剂进行化学调质，脱水污泥含水率应小于80％。脱水后的污泥根据危险废物分类，属于危险废物的范畴，应密闭封装、运输，按医疗废物处理要求进行集中（焚烧）处置。

6）特殊废水处理单元 医疗机构的各种特殊废水应单独收集，经预处理后排入医疗机构污水处理系统。

① 酸性废水处理技术。医疗机构酸性废水主要来自检验项目或化学清洗剂。酸性废水应单独收集，收集管道应采用耐腐蚀的特种管道，一般采用不锈钢管或塑料管。

酸性废水预处理方法宜采用中和处理法，即以氢氧化钠、石灰作为中和剂，与酸性废水发生中和反应以降低废水的酸性。

酸性废水中和反应搅拌器应防腐蚀，中和剂和配制成溶液通过计量泵投加，投加剂量根据酸性废水pH值及中和剂浓度计算后确定，中和后pH值应在7～8之间。

② 含氰废水处理技术。医疗机构在血液、血清、细菌和化学检查分析时使用氰化钾、氰化钠、铁氰化钾、亚铁氰化钾等含氰化合物而产生含氰废水和废液。含氰废液应单独收集。

含氰废水宜采用碱式氯化法。含氰废水处理槽有效容积应能容纳不小于

0.5 年的污水量。

③ 含汞废水处理技术。医疗机构含汞废水源于口腔科含汞废水以及计测仪器损坏汞泄漏、分析检测和诊断使用含汞试剂的排放。

医疗机构含汞废水处理方法宜采用硫化钠沉淀＋活性炭吸附法；经活性炭吸附后，出水汞浓度符合国家和当地相关排放标准后方可进入医疗机构废水处理系统。含汞浓度低于 0.02mg/L。

④ 含铬废水处理技术。医疗机构含铬废水主要来自病理、血液检查和化验等工作中使用的总铬酸钾、三氧化铬、铬酸钾等化学品。含铬废液应单独收集。

含铬废水处理方法为化学还原沉淀法，即在酸性条件下向废水中加入还原剂，将六价铬还原成三价铬，再加碱中和调节 pH 值，使之形成氢氧化物沉淀。处理后出水中六价铬浓度符合国家或地方排放标准后方可进入医疗机构废水处理系统，含量低于 0.5mg/L。

⑤ 洗印废水处理技术。医疗机构洗印废水来自放射科照片洗印，其中含油的污染物质主要是显影剂、定影剂和漂白剂等，此外，还有来自定影剂中的银；定影剂银应进行回收。回收方法为电解提银法和化学沉淀法，低浓度含银废水也可采用离子交换法和活性炭吸附法处理。

显影废液宜采用超滤膜水处理技术进行处理并再生利用。

⑥ 放射性废水。医疗机构放射性废水来源于同位素治疗和诊断产生放射性污水；放射性废水浓度范围在 $3.7 \times 10^2 \sim 3.7 \times 10^5$ Bq/L。同位素治疗排放的放射性废水应单独收集，可直接排入衰变池。

收集放射性废水的管道应采用耐腐蚀的特殊管道，一般为不锈钢管或塑料管。衰变池应防渗防腐。

衰变池按运行方式可分为间歇式和连续式，衰变池按使用的同位素种类和强度进行设计。衰变池的容积按最长半衰期同位素的 10 个半衰期计算，或按同位素的衰变公式计算。

放射性废水处理后直接排放，不进入医疗机构废水综合处理系统。

医疗机构放射性废水排放执行《医疗机构水污染物排放标准》（GB 18466）规定：在放射性污水处理设施排放口监测其总 $\alpha < 1$Bq/L，总 $\beta < 10$Bq/L。

当放射性污水排入江河时应符合以下要求：经处理后的医疗机构污水不得排入生活饮用水集中取水点上游 1000m 和下游 100m 范围的水体内，且取水区的放射性物质含量必须低于露天水源中的浓度限值。在设计和控制排放量时应取 10 倍的安全系数。

6.2.1.2 医疗废物收集与转运管理

医疗废物是指医疗卫生机构在医疗、预防、保健以及其他相关活动中产生的具有直接或者间接感染性、毒性以及其他危害性的废物。医疗废物共分感染性废物、病理性废物、损伤性废物、药物性废物和化学性废物五类，并列入《国家危险废物名录》。医疗机构针对医疗废物应按照《医疗废物管理条例》（2011 年修正本）及其他相关管理要求进行收集、运送、贮存与处置。

6.2.1.3 医用气动废物传输系统

现代医疗机构是属于人流最为密集、人员流转最为频繁的生活集聚区，由于医疗机构内人口密集，时间与空间的利用性强，其所制造的垃圾不但数量庞大，而且垃圾有病菌携带可能性、对环境污染严重，所以医疗机构内垃圾的收运方式及途径显得尤为重要，对医疗机构内的垃圾运输与收集要求也更高，如果没有采用有效而彻底的解决方案进行处理，其垃圾及污衣被服所造成的二次污染将对环境及社会造成极大危害。目前，在美国、加拿大、日本等很多发达国家及我国部分的大型医疗机构内，对生活垃圾及污衣被服采取智能化、自动或半自动化、全密闭式的回收方式进行医疗机构内的收集和运输，以完全杜绝病菌的院内传播与交叉感染性。

因此，随着我国医疗条件的不断改善，对于医疗机构内的垃圾及污衣被服收运的发展方向必然是从非压缩式转运向压缩式转运、开敞式转运向密闭式转运、分散转运向集中转运方式发展，即：无论新医疗机构的建设还是旧有医疗机构的现代化改造建设，在医疗机构内建设行之有效的"零污染"的垃圾及污衣被服收集运输系统都是必然的发展趋势。

医用气动废物传输系统主要针对医疗机构内的生活垃圾（包括废纸、行政楼内垃圾、病房楼内住院病人及家属等使用过的非卫生用品及剩饭菜等垃圾），即除必须消毒焚烧处理的传染病房垃圾外的一切生活垃圾及污衣被服的运输、收集、院内处理系统。其是一项通过气动输送管道对医疗机构内的非医疗垃圾及污衣被服进行智能收运的设施，是一种对垃圾实行全封闭、压缩化、集装化收运的现代垃圾运输及汇集方式；系统在医疗机构应用后将极大提高医疗机构内的整体垃圾收集效率、杜绝垃圾及污衣被服等污物对病患、工作人员及环境的二次污染。

医用气动废物传输系统主要组成部分包括垃圾投放口、垃圾管道及管道附属设施、吸气阀、排放阀、回收与非回收垃圾转换装置，垃圾收集站、动力系统和中央控制系统等。医用气动废物传输系统是通过预先铺设好的运送管道路由，通过中央智能控制系统进行控制，在垃圾收集区域内设置室内或室外垃圾投放口，垃圾以及污衣被服被投入智能投放口后（可实现投放后回收垃圾与不可回收垃圾进行自动分拣输送，管道共用），通过投放口的智能感应装置进行风机系统的驱动控制，开始在传输管道内产生真空负压动力，所有垃圾以及污衣被服将以 70～120km/h 的速度经传送管道被抽运至指定的中央收集站，再装运到压缩车后，从医疗机构运离至院内集中处置场；污物被传输后，管道内的空气流将经过除尘、除臭装置进行净化处理后排出管道外。整个系统在运行过程中垃圾及污衣被服为密闭状态，污物完全不与外环境接触，从而实现对医疗机构环境的"零污染"。

6.2.1.4　无汞化医疗技术与措施

在 2013 年 1 月 19 日召开的联合国环境规划署政府间谈判委员会第五次会议上，包括中国在内的 140 多个国家和地区通过了《关于汞的水俣公约》，公约要求 2020 年后禁止生产和进出口含汞体温计和血压计。

我国环境保护部（现生态环境部）污染防治司编制的《全国汞污染排放源现状调查技术指南》指出，中国涉汞行业较多，在联合国环境署已列明的 11 类 50 余子类别汞排放源中，中国涉及其中的 40 多个类别，部分行业汞消耗量很大，特别是氯碱行业和医疗机构。含汞医疗器械主要包括水银血压计、水银体温计和食道扩张器，牙科使用的汞合金、一些测量仪器内都含汞。据中国卫生部的数据，中国的水银体温计年产量约 1.2 亿支，以每只体温计含汞 0.5g 计算，用汞就达 60t。

医疗汞废物需要单独分离和处理，否则会产生环境风险。但汞废物常与其他危险废物混放，甚至有些医疗机构的汞废物与正常废物混放。

废物处理会影响医疗机构的声誉，而且与个人意识、合作程序、政府法规、经济成本等问题交织在一起，稍不注意就会出现培训不足、废物管理不达标等问题。不合格的废物管理，会降低对含汞设备处理的成本估计，不利于汞设备的淘汰。汞废物问题没有简单的解决方法，最好的方法就是杜绝使用汞以及含汞产品，回收使用中的汞，而不是让汞继续在市场流通。

第十二届全国人大常委会第二十次会议决定批准《关于汞的水俣公约》，该公约要求缔约国自 2020 年起，禁止生产及进出口含汞产品为了应对医疗机构汞污染，世界卫生组织在全世界范围内推行"无汞化医疗"实验。世界卫生组织建立了一个全球的汞消除计划，目标是在 2017 年全球减少含汞体温计和血压计需求的 70％。2006 年，中国开始尝试无汞医疗活动，由当时的国家环保总局与美国环境保护署合作开展，减少中国卫生保健产品汞含量。北京积水潭医院和北京天坛医院成为试点医疗机构，制订了减少 30％含汞器械的目标，具体措施包含以下几个方面。

（1）无汞化宣传

医疗机构职工及病人对汞的危害认识不足，对汞的个人防护知识、技能缺乏。针对医疗机构涉汞人员进行重点"汞危害及无汞化"科普宣传，包括护理人员、体温计血压计的维修人员、接触含汞的仓库保管员、实验室的人员、医务人员的家属和住院的病人等，通过宣传提高职工及病人对汞危害和无汞化的认识。

（2）建立健全汞回收制度

从医疗机构涉汞产品的调查可以看出，体温表、血压计是造成医疗机构汞流失的主要原因，使用替代产品和建立健全汞回收制度可非常有效地降低汞的流失量。由于医疗机构原含汞体温表、血压计存量巨大，不可能一次性全部淘汰更换成无汞器械，因此建立健全汞回收制度，以降低在无汞化医疗推进过程中的汞流失量。

（3）使用替代产品

直接使用无汞医疗器械淘汰含汞医疗器械是"无汞化医疗"最直接的实现方式。根据《关于汞的水俣公约》要求，2020 年后我国将禁止生产和进出口含汞体温计和血压计，医疗器械的无汞化更新换代是履行公约的必然道路。水银血压计、水银体温计目前均已有成熟稳定的无汞替代产品。电子产品稳定性高，可以有效减少原先含汞器械个体差异与使用者疲劳状态下测量所产生的误差，提高了基础医疗诊断的稳定性；与此同时，"无汞化"医疗器械的精确性也日益提高，《中国高血压防治指南》除了推荐使用符合计量标准的水银柱血压计测量血压外，也推荐使用通过了 AMMI（美国医疗器械检测协会）和 BHS（英国高血压学会）国际检验标准的电子血压计测量血压。国际上更是为医用电子血压计的和家用电子血压计制定了不同标准。

而部分医用电子血压计以其高精准性同时通过了两种国际标准的检验。虽然无汞化医疗设备更新投入较高，但从长远讲，削减含汞产品的使用无论对人们的身体健康还是对环境都起着积极的作用。

6.2.1.5　医疗织物洗涤技术

医疗织物洗涤技术可参考《医院医用织物洗涤消毒技术规范》（WS/T 508）中的要求。该标准规定了医院医用织物洗涤消毒的基本要求，分类收集、运送与存贮操作要求，洗涤、消毒的原则和方法，清洁织物卫生质量要求，资料管理与保存要求。医疗机构和提供医用织物洗涤服务的社会化洗涤服务机构均应执行该标准。

医疗织物洗涤节能节水技术可以参考《洗衣行业清洁生产培训教材》中的相关内容。

6.2.2　节能技术与措施

6.2.2.1　医疗机构空调系统节能技术

（1）空调能源的多元化

国内多数医疗机构空调以电制冷为主，而日本医疗机构空调冷源以吸收式制冷为主。而一般来说用直燃型溴化锂吸收式冷水机组可以满足医疗机构日常基本负荷，在此基础上用电动冷水机组应对突发负荷，在夜间作蓄冰运行。这样不仅能够平衡昼夜供电峰谷差，充分利用昼夜电价差，而且也平衡燃气供应的冬、夏季峰谷差。另外，利用太阳能、地源热泵、水源热泵等可再生能源，作为空调系统能源可以有效提高医疗机构用能清洁程度。

（2）合理进行空调系统分区

医疗机构空调系统分区的原则主要有以下 4 项。

1）冷、热负荷的状态　对于内、外区的空调系统，内区常年供冷，外区则夏季供冷，冬季供暖。

2）使用时间和管理要求　医疗机构各部门功能不同，使用时间上也有差异。如护士站、监护室、重症病房、感染病房、防止感染病房、无菌病房、婴儿室等需要24h连续运行；手术室、分娩室、急救室、紧急检查室、太平间等随时准备运行；检查室、X光室、恢复室、解剖室、药房、办公室、厨房等定时运行；值班室夜间运行。

3）空气洁净度　不同的空气洁净度需要不同的空调系统处理方式。根据《医院洁净手术部建筑技术规范》（GB 50333），洁净手术室与其配套的相邻洁净辅助用房应与其他洁净辅助用房分开设置净化空调系统，Ⅰ、Ⅱ级洁净手术室与负压手术室应每间采用独立净化空调系统等。

4）温、湿度要求　温、湿度要求基本相同的房间归为同一系统。

医疗机构空调系统一般依据各科室的用途、负荷特性、运行的时间段、空气洁净度、室内配置与新风口、排风口的相对位置、防火分区等因素进行分区，此外还要考虑运行管理的方便及经济性。

（3）有效利用二次回风

在医疗机构空调系统中，由于不同房间对温、湿度要求不同，空调混合再热能耗占的比例较大。而二次回风并不需要再热，它是将第一次回风处理后的空气与室内空气混合，相当于用室内空气的余热来加热第一次混合处理后的空气。同时，制冷机组只需处理第一次回风混合后的空气量，其风量远远小于普通的一次回风的总风量，故制冷量也远小于普通的一次回风的制冷量。所以在空调系统设计时应尽可能采用二次回风，避免出现一次回风形式的"冷热抵消"现象，以节约能源。

（4）采用变流量控制

空调系统流体的循环主要由室内空气循环、冷冻水循环、冷媒循环、冷却水循环和室外空气循环五部分组成；其中，室内空气循环负荷最小，其余负荷依次变大，室外空气循环负荷最大。

空调系统的设计一般按最不利情况进行计算，而实际运行时所承担的负荷通常只是部分负荷，并不是满负荷。在部分负荷时根据热负荷的变化，可通过变频调速技术及优化设备运行台数的变流量控制来实现自动同步减少流体机械的流量和扬程，提高效率，节省大量的能量。

变流量控制主要是针对变负荷系统设计，因此系统负荷变化较大时采用变流量控制节能效果比较明显。

（5）利用室外新风

在正常情况下取最小新风量。医疗机构空调系统新风量取下列4个因素的最大值：a. 满足人员卫生要求；b. 维持室内正压所需；c. 补充排风的需要；d. 满足新风最小换气次数。减少新风量，新风负荷相应减少，具有显著的节能效果。非工作班或患者较少时，如能相应减小门诊部等处的新风量，能耗也将减少。在不影响医疗机构合理压差及气流流向的前提下，通过 CO_2 浓度检测元件等可相应调节新风量。因为室内 CO_2 浓度可以直接反映室内人员的密度，当室内 CO_2 浓度减少时，表明室内人员密度变小，可通过自动控制相应调小新风量。

在过渡季节取最大新风量。过渡季节时，室外空气比焓小于室内空气比焓，采用全新风运行不仅可缩短制冷机的运行时间，减小新风耗能量，同时可以改善室内环境的空气质量。

（6）设定空调系统的最佳运行模式

医疗机构空调系统能耗大的一个重要原因是空调系统运行时间较长。在间歇运行时应根据围护结构热工性能、气候变化、房间使用功能进行预测控制，确定最适合的启动和停机时间，在保证舒适的条件下节约空调系统能耗。如果制冷机和锅炉容量已经确定，则应按其额定功率考虑预冷或预热时间，提高冷、热源的运行效率。

（7）选择适当的温、湿度

在允许情况下，提高夏季室内设定温度，或降低冬季室内设定温度，可以减少空调系统能耗。一个设计良好的医疗机构空调系统对患者的治疗和康复具有积极作用。研究表明，病患者在适宜的温、湿度环境中比一般环境中更易康复，体质改善更快。不同病情对空调系统的要求不同，因此，医疗机构空调系统在功能设置、分区等方面需要考虑这一点。

（8）有效利用回收的能量

1）空调冷凝热的回收利用　医疗机构空调系统在使用时，每个制冷循环通常都有大量的热量通过冷凝器或冷却塔排放到室外，对周围环境造成热污染；而医疗机构在制冷的同时还要制备大量的热水。通过对现有的空调冷水机组进行改造或直接选用具有同时供冷、供热水功能的机组，能够把制冷循环中工质冷凝放热过程放出的热量利用起来制备热水，从而提高能源利用率，减少能源消耗和环境污染，节省能源费用的开支。

2）排风冷、热量的回收利用　在医疗机构能耗中，空调系统的新风能耗超过建筑总能耗的 4%，在进行了合理的空气风平衡、热平衡后，新风的耗能被排风排出室外。如果在系统中安装能量回收装置，用排风中的能量来处理新风，就可减少处理新风所需的能量，降低机组负荷，提高空调系统的经济性。排风冷、热量回收装置有转轮换热器、板翅式显热换热器、板翅式全热换热器、热管换热器和中间冷媒式换热器。当医疗机构空调系统采用全热换热器时，为防止交叉感染，设备选用与设计时应注意选用细菌转移率低的设备，并将全热换热器设置在最终过滤器的上游侧，保证排风不混入新风中。

3）医疗机构内区热量的回收利用 某些大型医疗机构建筑单层面积大，形成了内区、外区和周边区。内区无外墙和外窗，四季无围护结构冷、热负荷，但有人员、灯光、发热设备等，因此全年均有余热，即有冷负荷。在我国北方地区，回收内区热量可以采用水环热泵系统，将内区的热量转移到周边区。另外，还可以利用双管束冷凝器冷水机组进行回收，见图6-4。

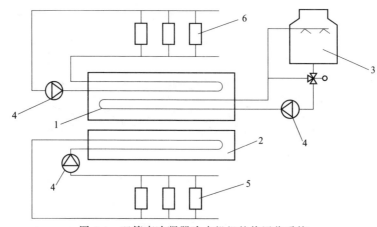

图 6-4 双管束冷凝器冷水机组的热回收系统

1—双管束冷凝器；2—蒸发器；3—冷却塔；4—水泵；5—内区盘管；6—周边区盘管

系统中的蒸发器供出的冷冻水供内区盘管使用，对内区供冷。在冬季，双管束冷凝器中一部分管束加热的水供给周边区的盘管，对周边区供暖。如果还有多余热量可以通过另一管束及冷却塔排到大气中。在冷冻水系统中还可以接入排风系统的盘管，在冷凝器侧水系统中接入新风系统的盘管，这样可以回收排风中的热量。整个系统在夏季按常规方式运行，即蒸发器的冷冻水向内区供冷，冷凝热量全部通过冷却塔排入大气。

6.2.2.2 医疗机构能源管理优化措施

（1）强化节能意识，加强用能调查和管理

目前，部分医疗机构和医护人员的节能意识薄弱，医疗机构应针对此类现象成立专门的节能降耗宣传小组，并加强对医疗机构各个部门的节能管理，可在每个科室安排监督人员，由专人管理和指导节能工作，使医疗机构全体员工充分认识节能的重要性，并配合监督小组将各项节能措施落实到位。在开展各项能源节约措施的同时要加强对医疗机构用能设备的统计和调查，尤其是要重点加强照明设备、取暖设备、制冷设备、办公室公共用电设备等的能源计量，对上述重点耗能环节进行系统分析，发现问题并解决问题。

（2）结合耗能系统特点，制订相关节能措施

对于医疗机构的耗能设备，一方面根据运行中不必要的耗能环节加以改进；另一方面要根据各个用能系统的特性进行改善。例如，对医疗机构通风设备中引风机的技术改造，或者对循环泵进行技术改造，以此来提高通风系统的工作效率节约电能。而且还可以使用当前较为典型的电容补偿柜，平衡感性负载，提高功率因数，以提升耗能设备的利用率。

（3）加强重点耗能设备的管理

医疗机构整体电能消耗中，空调系统和照明系统耗能比例最大，因此对中央空调系统和照明设备进行专门的节电管理可以从根本上控制不合理电能消耗的现象。对中央空调的节能管理主要是增加日常的养护、采用变频调速技术等，而且要对空调系统中产生的废热进行回收来加热生活用水，减少医疗机构用电制热的基本成本。并且在满足手术室、病房、ICU病房和特殊部门对温度需求的前提下，结合设备日常运行的规律，合理地制订空调系统运行的控制表，以此来正确设置空调系统的温度。针对照明系统而言，在满足各种医疗要求的同时，要尽量引进高效、节能灯具，并结合病房和门诊不同场所对照明的实际需求合理规划布线的具体方案，采用多种节能措施共同实施。

（4）复合能源站概念

医疗机构节能除了要根据医疗特点外，还要依据医疗机构所在地的气候与地理，计算出整幢医疗机构建筑的全年、季节以及不同时段的冷热负荷，选择不同能源种类、不同机组类型、不同容量的冷热源的合理配置、有机组合，这就是复合能源站的概念。为了保障医疗机构用能安全，应采用多能源结构（油、气、电、自然能等），不宜采用单一能源。根据医疗机构全年、季节与不同时段冷热负荷来合理配置不同冷热源，如单冷冷水机组、热泵、双工况制冷机组、多功能热回收机组、分散式热水机组、自然能机组（免费供冷、太阳能等）、废热回收机组等，实现最佳的多能源组合。依据不同气

候状态下不同冷热源的能量利用效率，通过优化多能源运行模式，实施最佳能量调节。这需要开发一套智能化能源站管理系统，根据逐时需要的冷热量和室内外负荷变化来确定当下的供能方案，才可能尽量提高各个时段的运行能效、减少排放量，达到最佳节能效果。

6.2.2.3　供热系统节能技术

建筑的供热制冷系统节能包括冷热电联产技术、供热系统温控与热计量技术、热回收技术以及热泵和太阳能节能供水技术等可再生能源技术。

（1）供热系统温控与热计量技术

实现供暖系统的按热量收费的最终目的是建筑节能，要做到这点，室内供暖系统必须有温控装置。

当前，用户室内的温度控制通过散热器恒温控制阀来实现。恒温控制阀设定温度可以人为调节，按人为要求进行自动控制并调节散热器水量，来达到控制温度的目的。

供热系统温控及热计量装置示例如图 6-5 所示。

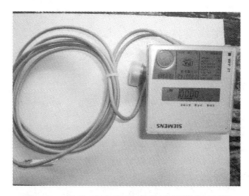

图 6-5　供热系统温控及热计量装置示例

热计量仪表由热量表（包括热水流量计、温度传感器和积算仪）和热量分配表组成。热量表依据流量计测量方式分成电磁及超声波式、机械式和压差式。机械式有耗电少、抗干扰性强、安装维护方便、价格低廉等优点，应用较为广泛，但水中杂质较多时精度会受到较大的影响。超声波式的特点是量程大、计量精度较高、压损较少，但是易受管壁锈蚀程度、水中泡沫或杂质含量、管道震动的影响，价格较机械式高很多。热量分配表是通过测定用户散热设备的散热量来确定用户的用热量的仪表。它的使用方法是：集中供热系统中，在每个散热器上安装热量分配表，测量计算每个住户用热比例，通过总表来计算热量；在每个供暖季结束后，由工作人员来读表，根据计算，求得实际耗热量。根据测量原理的不同，热量分配表有蒸发式和电子式两种。

温控是实现热计量的前提条件之一。虽然热计量的大面积推广一定要在有温控的前提下进行，但是温控除了节能、节资外，其另一个作用是提高了室内舒适度，提高热网供热质量。

（2）热回收技术

机组经冷凝器放出的热量通常被冷却塔或冷却风机排向周围环境中，对需要用热的系统如生活热水系统等是一种巨大的浪费，同时给周围环境也带来一定的废热污染。热回收系统是回收建筑物内、外的余热（冷）或废热（冷），并把回收的热（冷）量作为供热（冷）或其他加热设备的热源而加以利用的系统。

热回收装置示例如图 6-6 所示。

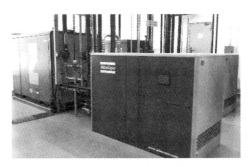

图 6-6　热回收装置示例

热回收技术就是通过一定的方式将冷水机组运行过程中排向外界的大量废热回收再利用，作为用户的最终热源或初级热源。压缩机排出的高温高压气态制冷剂先进入热回收器，放出热量加热生活用水（或其他气液态物质），再经过冷凝器和膨胀阀，在蒸发器吸收被冷却介质的热量，成为低温低压的气态制冷剂，返回压缩机。

热回收技术应用于低温热水的预热，使其热交换效率更高；回收利用部分排风中的能耗（包括冷量和热量），达到节能效果，节省大量的系统运行费用。

（3）太阳能节能供水技术

太阳能的热利用形式，按照循环方式分为自然循环系统、直流式系统和强制循环系统；按集热器形式可分为平板式集热器系统、真空管式集热器系统。其中真空管式集热器系统在低温下集热系统较高；平板式集热器系统结构轻薄，寿命长，并能与太阳能吸收涂层技术结合。对于医疗机构，太阳能热水系统类型宜采用集中供热、强制循环型系统。

太阳能供水装置示例如图 6-7 所示。

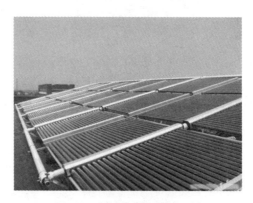

图 6-7　太阳能供水装置示例

太阳能系统由集热器、保温水箱、连接管路，控制中心以及热交换器组成。

医疗机构安装太阳能设施，一般集热器集中放置，储热水箱及辅助能源设备置于设备间或楼顶，控制系统置于室内设备间，多数采用双水箱设置，通过 PLC 智能系统控制太阳能集热器与辅助能源加热的自动切换，供水系统采用变频控制系统，从而实现全天候恒温恒压热水供应。

集热器是系统中的集热元件，其功能相当于电热水器中的电加热管。与电热水器、燃气热水器不同的是，太阳能集热器利用的是太阳的辐射热量，故而加热时间只能在有太阳照射的白昼，所以有时需要辅助加热，如锅炉、电加热等。

保温水箱和电热水器的保温水箱一样，是贮存热水的容器。因为太阳能热水器只能白天（有阳光条件）工作，而人们一般在晚上才使用热水，所以必须通过保温水箱把集热器在白天产出的热水贮存起来。采用搪瓷内胆承压保温水箱，保温效果好，耐腐蚀，水质清洁，使用寿命可长达 20 年以上。

连接管是将热水从集热器输送到保温水箱、将冷水从保温水箱输送到集热器的通道，使整套系统形成一个闭合的环路，因此设计合理、连接正确的循环管道对太阳能系统达到最佳工作状态至关重要。热水管道必须做保温防冻处理。管道必须有很高的质量，保证有20年以上的使用寿命。

太阳能热水系统控制中心主要由电脑软件及变电箱、循环泵组成，作为一个系统，控制中心负责整个系统的监控、运行、调节等功能，无线互联网技术已经可以通过互联网远程控制系统的正常运行。

板壳式全焊接换热器吸取了可拆板式换热器高效、紧凑的优点，弥补了管壳式换热器换热效率低、占地大等缺点。板壳式换热器传热板片呈波状椭圆形，圆形板片增加热长，提高传热性能，广泛用于高温、高压条件的换热工况。由于技术的局限，可采用承压（机械循环）式间接双回路系统，便于设计施工，实现高质量调控计量。

6.2.2.4　照明系统节能技术

照明设计应按照绿色照明设计的原则，提高照明系统的综合效益。既要满足用户需求，降低能耗指标，达到环保要求，又要创造良好的照明环境，满足医疗机构运营要求。

照明系统主要节能措施包括以下几个方面。

① 更换新型节能镇流器。

② 采用照明自动控制系统：a. 超声波开关系统；b. 人体红外感应开关；c. 微机自动控制系统。

③ 节能灯改造：白炽灯改荧光灯或 LED 灯。

6.2.2.5　机电设备节能技术

(1) 更换节能型变压器

变压器的损耗包括铁损和铜损两部分。

① 铁损又称空载损耗，基本是衡定值，只因受电压的变化而略有变化。

② 铜损，又称负载损耗，它与负载电流大小的平方值成正比，是个变量。

变压器有高损耗变压器与低损耗变压器之分，后者损耗小主要是由于降低了铁损，铜损值一般减少不多。另外，为了满足电网和用电户的需要，还有带负载调压的变压器，它的铁损耗值比相同规格的略高。

（2）提高功率因数

提高功率因数最常用和最简单的方法就是加装无功补偿装置——电力电容器。可以把它置于电动机旁进行随机补偿，使无功功率就地平衡。随机补偿容量小，资金投入少，运行维护简单。也可以把电容器置于变压器旁，对变压器本身所消耗的无功进行补偿。补偿包括绕组损耗和铁芯损耗两部分，其中绕组损耗随负荷变化而变化，因此无功补偿的容量不应是固定的，应是可变的。

6.2.2.6　使用低能耗设备

针对高能耗设备，世界各国都通过制定和实施能效标准、推广能效标识制度来提高用能产品的能源效率，促进节能技术进步。

我国能效标识分为 5 个等级：等级 1 表示产品达到国际先进水平，最节电，即耗能最低；等级 2 表示比较节电；等级 3 表示产品的能源效率为我国市场的平均水平；等级 4 表示产品能源效率低于市场平均水平；等级 5 是市场准入指标，低于该等级要求的产品不允许生产和销售。

6.3　医疗机构清洁生产方案

6.3.1　手术部净化空调机组改造

6.3.1.1　方案简介

某医疗机构净化空调系统形式为：各台净化空调机组新风和回风混合后，先后经过初效过滤、表冷、再加热、中效过滤、高效过滤后通过风道送至各手术室，然后通过送风天花内的高效过滤最终送至房间。如图 6-8 所示。

新风 → 混合
回风 ⟶　→ 初效过滤　→　表冷降温除湿　→　再加热 → 经中效、高效过滤后送至手术室

图 6-8　净化空调机组系统流程

目前，该系统存在如下问题。

① 洁净手术部整体湿度控制不理想，冬季蒸汽加湿系统蒸汽管路电控阀门控制，湿度控制不理想；夏季高温高湿天气，由于制冷系统效果差供给的冷冻水温度偏高，无法实现冷却除湿的效果。

② 为保证室内环境湿度要求，采用表冷除湿工艺，但为了满足室内环境的舒适性，目前采用电加热把送风继续加热，此种方法存在冷热相抵的问题，造成能源浪费。

③ 洁净手术部净化机组初、中、高效过滤器更换频繁，增大了运行维护人员的工作量，由于中、高效过滤器价格较高，频繁更换，运行成本高。

为解决上述问题，建议将蒸汽加湿系统蒸汽管路电控阀门更换为灵敏度、可靠性较高的阀门，对手术部净化空调机组加装一台新风预处理机组，实现净化空调系统温湿度独立控制，将原有净化空调机组变成净化循环机组，整个手术净化空调系统实现循环空调机组干工况运行多机系统。如图6-9 所示。

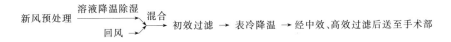

图 6-9　优化后净化空调机组系统流程

由于空调机组内可能产生冷凝水积存，成为杂菌滋生的环境，故应尽量减少系统中湿工况运行点。对系统的热、湿负荷重新分配，系统的湿负荷由新风机组全部承担，系统的冷负荷由新风机组和各循环空调机组共同承担。改造后该系统具有如下特点：

① 新风集中处理可满足新风经过粗、中、亚高效三级过滤后进一步净化处理要求，这对保证手术室的洁净度和改善末级高效过滤器的工况均有利。既满足了室内新风的供给要求，又通过加强新风机组过滤器的维护，减少了循环净化机组过滤器的更换次数，节约运行维护人工的同时，也节约了大量更换循环机组过滤器的费用。

② 新风机组承担系统全部新风负荷和部分室内湿负荷，后续的循环空调机组只承担部分室内冷负荷，处于干工况运行，减少了杂菌滋生的环境，减少了病人术后感染的概率，从而间接提高了手术的成功率。

③ 新风机组可作为系统的值班机组运行，维持洁净手术室的常年正压工况，缩短手术室启用时的自净时间，既便于日常工作的开展也实现了节能。

④ 由新风机克服新风处理的空气过滤器阻力和用于空气热湿处理的表冷器阻力，新风机风量为各手术室和辅助用房新风量总和，新风机为变频控制风机，既可保证恒新风量供应也可实现按需供给。

⑤ 各手术室的送风参数可以由循环空调机组来调节，送风温度、湿度由新风机组调节，达到洁净空调系统节能的目的。

6.3.1.2　技术可行性分析

该方案将蒸汽加湿系统蒸汽管路电控阀门更换为灵敏度、可靠性较高的阀门，对手术部净化空调机组加装一台新风预处理机组，实现净化空调系统温湿度独立控制，技术可行。

6.3.1.3　环境可行性分析

该方案实施后，降低了人工和频繁更换过滤器等运行维护费用，保证了手术室内工作环境，最大限度地实现了节能。通过上述方案可在现有手术部空调能耗基础上节能 30%～40%。

6.3.1.4　经济可行性分析

该方案投资约 200 万元，方案实施后，按照每年手术部空调耗电为全年总耗电的 10%、节电 30%、电费 1 元/(kW·h) 计算，每年可节约电费支出 94.95 万元。

对该方案进行经济可行性分析如下：此方案投资偿还期 N 为 3.27 年，净现值 NPV 为 404.12 万元，内部收益率 IRR 为 29.97%，经济可行。

经济可行性分析如表 6-1 所列。

表 6-1　经济可行性分析

序号	项目	单位	数值
1	总投资费用(I)	万元	200
2	年运行费用总节省金额(P)	万元	94.95
3	折旧期(Y)	年	12
4	年折旧费用(D)：$D=I/Y$	万元	20.83
5	应税利润(T)：$T=P-D$	万元	74.12
6	净利润(E)：$E=T(1-25\%)$	万元	55.59

序号	项目	单位	数值
7	年增加现金流量(F)：$F=E+D$	万元	76.42
8	投资偿还期(N)：$N=I/F$	年	3.27
9	净现值(NPV)：$NPV=\sum\limits_{j=1}^{n}\dfrac{F}{(1+i)^{j}}-I$	万元	404.12
10	内部收益率(IRR)：$IRR=i_1+\dfrac{NPV_1(i_2-i_1)}{NPV_1+|NPV_2|}$	%	29.97

6.3.2　含汞设备更换

6.3.2.1　方案简介

某医疗机构现有汞体温计 2320 支、汞血压计 340 台，根据《关于汞的水俣公约》要求，2020 年后我国将禁止生产和进出口含汞体温计和血压计，医疗器械的无汞化更新换代是履行公约的必然道路。该医疗机构逐步替换现有含汞体温计及血压计。

6.3.2.2　技术可行性分析

含汞血压计、含汞体温计目前均已有成熟稳定的无汞替代产品。"无汞化"不仅给医疗机构和患者创造了更加安全、环保的医疗环境，而且也给医生和患者带来了便利。电子产品稳定性高，可以有效减少原先含汞器械个体差异与使用者疲劳状态下测量所产生的误差，提高了基础医疗诊断的稳定性。根据医疗机构比对，更换的电子体温枪、电子血压计读数速度远高于含汞体温计与含汞血压计，且误差在可接受范围内，可以率先替换门诊中使用的体温计与血压计。更换后的含汞器械按照危险废物交由有资质的单位回收处置。

6.3.2.3　环境可行性分析

项目实施后，预计第一阶段购置 1350 支电子式体温计和 100 块电子式血压计更换等量的含汞设备，分别投入 13 万元和 47.5 万元，削减汞用量约 6.35kg。剩余含汞设备将陆续更换，最终约削减汞用量 19.32kg。

6.3.2.4 经济可行性分析

无明显的直接经济效益。虽然无汞化医疗设备更新投入较高，但从长远讲，削减含汞产品的使用，无论对人们的身体健康还是对环境都起着积极的作用，创造的社会效益是无法用金钱来衡量的。

6.3.3 电子病历系统建设

6.3.3.1 方案简介

电子病历是医疗机构信息化发展到一定阶段的产物。随着新医改明确提出"以医院管理和电子病历为重点，推进医院信息化建设"和卫生部印发《电子病历系统功能应用水平分级评价方法及标准》的要求，电子病历成为医疗卫生信息化的热门话题和重点建设项目。无纸化存贮是实现电子病历系统的必然和必要条件。

6.3.3.2 技术可行性分析

电子病历（electronic medical record，EMR）是指医务人员在医疗活动过程中，使用医疗机构信息系统生成的文字、符号、图表、图形、数据、影像等数字化信息，并能实现存贮、管理、传输和重现的医疗记录，是病历的一种记录形式。

电子病历有以下优势。

①《电子病历系统功能应用水平分级评价方法及标准》要求中的评价分级中6级整体要求中包括基本实现电子病历无纸化。这是促进无纸化的动力和指南，医疗机构可以按照评价分级的要求进行建设和完善。

② 相对完整性：由于受到法律因素的限制和技术的不完善，其中有部分病历无法实现无纸的电子化，包括"告病人知情同意书"及一些由病人及家属签名认可的其他内容等。病历数字化存贮，可以根据病人的主索引检索患者在院期间的所有数字化病历内容，包括主观病历、客观病历、检验报告单、检查报告单等，杜绝了电子病历丢单、缺页等现象。

③ 及时准确性：对不同接口方式形成的记录，要求通过不同的软件及时形成电子记录；客观检查、检验结果及病情演变分析，检查、检验结果及

用药信息的自动传递，要求在规定的时间节点进行记录，做到及时准确。

④ 真实性：电子签名认证为电子病历等系统的用户提供公钥基础设施（public key infrastructure，PKI）安全登录，数字签名和加密技术等支持服务，第三方病历托管，有效解决电子病历的机密性、安全性、完整性以及不可抵赖性问题，使电子病历与传统的纸质病历同样具有法律效力。如果需要打印或调用病历，可以从第三方托管机构调用，有效地防止病历信息被非法篡改，保证了在出现纠纷时只有一个真实版本的病历。

⑤ 方便患者数据共享：在诊疗过程中形成的医疗文书和各种报告单是医学重要的资料，这些医疗文书传输到市区域卫生平台，在确保病历资料安全、保密的前提下，并在各质控中心报告单结果互认的条约下，患者的信息得到了充分共享，减少了患者重复检查的费用和时间，接受监督的同时避免了很多医疗纠纷的产生。

⑥ 增强了统计功能和医疗信息数据的充分利用：电子病历建立了病案管理的信息网络，并提供相关数据挖掘与分析功能，满足临床科研的应用。实施电子病历，减少出院卡和病案首页的重复录入，减少工作量并保证数据的可靠性。电子病历不只是做到了数据的统计，还可以进行数据分析。

⑦ 电子病历结构化：纸质病历是以描述性的文本格式录入、存贮数据的，这些数据是非结构化的。电子病历却是依据国际疾病分类（international classification of diseases，ICD）、医学术语系统命名法（systematized nomenclature of medicine，SNOMED）、观测指标标识符逻辑命名与编码系统（logical observation identifiers names and codes，LOINC）等标准化医学术语录入、存贮数据的，这些数据是结构化的，可被计算机识别、理解和应用，并为临床决策支持功能奠定基础。

⑧ 节约成本：电子病历的无纸化存贮模式可以节省大量的病历纸张和打印耗材，打印成本至少下降80%。

6.3.3.3　环境可行性分析

项目实施后，该医疗机构节约纸张及打印成本约80%，减少了纸张和油墨的消耗，减少了办公垃圾的产生。

6.3.3.4　经济可行性分析

该方案投资约为120万元。方案实施后节约纸张及打印成本约：15万元/年。方案经济指标分析见表 6-2。此方案投资偿还期 N 为 9.46 年，净现值 NPV 为 3.25 万元，内部收益率 IRR 为 6.41%，经济可行。

表 6-2　方案经济指标分析

序号	项目	单位	金额
1	总投资费用(I)	万元	120
2	年运行费用总节省金额(P)	万元	15
3	折旧期(Y)	年	15
4	年折旧费用(D)：$D=I/Y$	万元	8
5	应税利润(T)：$T=P-D$	万元	7
6	净利润(E)：$E=T\times(1-25\%)$	万元	4.69
7	年增加现金流量(F)：$F=E+D$	万元	12.69
8	投资偿还期(N)：$N=I/F$	年	9.46
9	净现值(NPV)：$NPV=\sum_{j=1}^{n}\dfrac{F}{(1+i)^j}-I$	万元	3.25
10	内部收益率(IRR)：$IRR=i_1+\dfrac{NPV_1(i_2-i_1)}{NPV_1+|NPV_2|}$	%	6.41

6.3.4　制冷机房水泵变频改造

6.3.4.1　方案简介

某医疗机构制冷机房有 4 台冷冻泵，4 台冷却泵。拟在 4 台冷冻泵加装软启装置，4 台冷却泵加装变频器。变频器可以起到节能的作用，软启装置可以保护水泵，同时便于今后的能效统计加装计量装置。并且在冷却水供回水管路分别加装温度和压力传感器，把管道内温度和压力情况传送到直接数字控制（direct digital control，DDC）控制器，安装 DDC 控制器，通过采集冷却水总管路信息调节冷却水泵转速。

6.3.4.2　技术可行性分析

节能控制的原理是控制器通过冷却水供回水总管路的温度差值调节冷却水泵的变频，当差值较大时证明冷机负载比较大，需要增大变频器输出频率。当室外温度较低时，楼内空调机组负荷较低，同时冷却塔效能提高，这时降低变频器的输出频率也可以满足冷机的正常运行，同时达到节能的目的；并且自动模式下水泵的启动命令是靠冷机系统的连锁实现，当末端冷负荷比较大，运行人员自动开启一台冷机之后对应的水泵会自动运行。

6.3.4.3　环境可行性分析

项目实施后，根据表 6-3 数据进行分析，4 台冷却泵在工频运行时应消耗 296496kW·h，采用变频运行时实际消耗电量 223530kW·h，节省电量 72966kW·h。4 台冷冻泵采用软启动装置后，制冷机房年可节电 145932kW·h。

表 6-3　4 台冷却泵制冷季测试数据表

时间	1 号泵(55kW)			2 号泵(55kW)			3 号泵(55kW)			4 号泵(37kW)		
	读数	电量/(kW·h)	使用天数/d	读数	电量/(kW·h)	使用天数/d	读数	电量/(kW·h)	使用天数/d	读数	电量/(kW·h)	使用天数/d
6 月	0	0	0	894	26820	28	47	1410	6	810	16200	30
7 月	7	210	1	1339	40170	31	297	8910	12	1047	20940	31
8 月	25	750	4	1273	38190	31	235	7050	12	937	18740	31
9 月	0	0	0	1300	39000	29	38	1140	2	200	4000	10

6.3.4.4　经济可行性分析

该方案投资约为 49 万元。方案实施后节约电费：节电费＝节电量× 0.86 元/（kW·h）＝12.55 万元/年。方案经济指标分析见表 6-4。此方案投资偿还期 N 为 4.61 年，净现值 NPV 为 16.36 万元，内部收益率 IRR 为 17.31%，经济可行。

表 6-4　经济可行性分析

序号	项目	单位	金额
1	总投资费用(I)	万元	49
2	年运行费用总节省金额(P)	万元	12.55
3	折旧期(Y)	年	10
4	年折旧费用(D)：$D=I/Y$	万元	4.9
5	应税利润(T)：$T=P-D$	万元	7.65
6	净利润(E)：$E=T(1-25\%)$	万元	5.74

序号	项目	单位	金额
7	年增加现金流量(F):$F=E+D$	万元	10.64
8	投资偿还期(N):$N=I/F$	年	4.61
9	净现值(NPV):$NPV=\sum\limits_{j=1}^{n}\dfrac{F}{(1+i)^{j}}-I$	万元	16.36
10	内部收益率(IRR):$IRR=i_1+\dfrac{NPV_1(i_2-i_1)}{NPV_1+\vert NPV_2\vert}$	%	17.31

6.3.5 燃气锅炉低氮燃烧改造

6.3.5.1 方案简介

某医疗机构有 2 台 10 蒸吨和 1 台 4 蒸吨燃气锅炉，主要供医疗热水和冬季采暖。2 台 10t 锅炉是 1 用 1 备，夏季使用 4t 锅炉。经检测，3 台锅炉氮氧化物排放浓度均为 70mg/m^3 以上。为满足《锅炉大气污染物排放标准》（DB11/ 139）的要求，该医疗机构对 3 台锅炉进行低氮改造。

6.3.5.2 技术可行性分析

燃烧器是燃气锅炉的重要设备，它保证燃料稳定着火燃烧和燃料的完全燃烧。因此，要抑制 NO_x 的生成量就必须从燃烧器入手。低氮燃烧器可以降低空气系数，并且让助燃空气包裹团状燃气，杜绝掺和燃烧，降低氮氧化合物生成。经检测，更换低氮燃烧器后锅炉氮氧化物排放浓度降至 30mg/m^3 以下。

6.3.5.3 环境可行性分析

项目实施后，可减少氮氧化物产生量，氮氧化物排放浓度在同样条件下从原先的 70mg/m^3 以上降至 30mg/m^3 以下。

6.3.5.4 经济可行性分析

更换低碳燃烧器 3 台锅炉总投资约 130 万元，可减少氮氧化物末端治理费用。

6.3.6　能耗计量系统建设

6.3.6.1　方案简介

　　某医疗机构建筑群体建造时间久远，各项计量设施配备不健全，水、电、气等计量工作尚处于初期阶段。医院能源计量器具安装总数为 51 台（套），实际配备数量 51 台（块），配备率及完好率 100％；二级能源计量器具应装数量 93 台（块），实际配备数量 2 台（块），其中天然气仪表配备率为 100％，其他仪表均未配备；三级能源计量器具电力仪表应安装 650 台（块），实际安装 5 台（块），其中天然气仪表配备率为 100％，其他仪表均未配备。通过现场实际检查，确认医院天然气一级、二级和三级计量器具配备情况均符合《用能单位能源计量器具配备及管理通则》的要求，电力二级、三级计量器具配备率、热力二级计量器具配备率均不符合《用能单位能源计量器具配备及管理通则》的要求。该医疗机构存在原有设计专项供电线路混用情况，如存在照明电托管医疗办公设备、各功能区各用能系统电网共用等现象。

　　该医疗机构根据自身情况，决定对全院区电力、天然气、市政热力、蒸汽和水系统加装二级、三级计量，梳理线路，完成改造，以精确地掌握各院区能源利用状况。

6.3.6.2　技术可行性分析

　　医院建筑能耗计量系统指通过对医院建筑安装分类和分项能耗计量装置，采用远程传输等手段及时采集能耗数据，实现医院能耗在线监测和动态分析功能的硬件系统和软件系统的统称。根据医院建筑消耗的主要能源种类划分进行采集和整理能耗数据，如电、燃料（固体、液体和气体）、水、集中供热、集中供冷、蒸汽等。系统的特点是基于无线传感器网络技术进行信息的采集和传输，一方面无线传感器网络节点自身采集温度参数；另一方面它们与各种用能设备连接，通过无线自组网方式自动采集分散在各地的电、水、冷、暖等实时数据，使用户能随时监测现场耗能设备的运行数据，并且通过数据存贮和处理实施能耗诊断、能耗评估和能耗改造。

医院建筑能耗监管系统是针对医院特点，应用信息化技术搭建的面向管理层的节能管理平台，通过对各分类、分项能耗数据的合理采集，准确地掌握不同医疗功能建筑、核算单元、特殊区域和重点设备的能耗，有效指导医院能源管理，同时为医院建筑诊断、节能改造提供依据。医院建筑能耗监管系统由计量装置、数据网关、网络传输、数据中转站、数据服务器、管理软件等组成。医院可根据管理职能分工设置医院能耗监管中心，并预留接口至上一级数据中心。

能耗计量系统架构示意如图 6-10 所示。

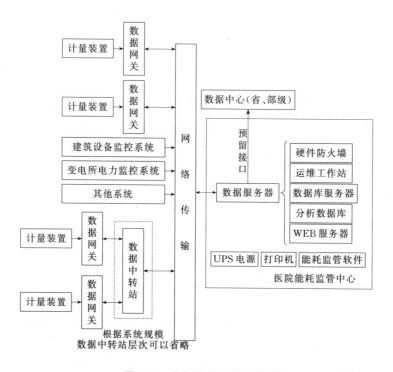

图 6-10　能耗计量系统架构示意

6.3.6.3　环境可行性分析

项目实施后，系统可自动采集分散在各地的电、水、冷、暖等实时数据，使用户能随时监测现场耗能设备的运行数据，并且通过数据存储和处理实施能耗诊断、能耗评估和能耗改造，可大幅降低医院的各项能耗，减少 CO_2 排放。

6.3.6.4　经济可行性分析

该项目投资 500 万元。

项目实施后，系统可实时采集智能电表、水表和气表数据，并传输到管理中心，管理中心对能耗数据进行统计、分析并上传到上级能耗监测中心；实现了对室内温度的实时监测和网络化管理，为精确控制中央空调的开关机时间及温度提供可靠依据；有助于改善中央空调或供暖系统各区域温度的均衡性，提高运行效率，降低运行成本；通过对建筑物能耗系统的全参数、全过程集中管理和控制，实现公共建筑的节能运行管理功能。

项目实施后可降低医院的电、热力、天然气和水等各项能耗。

6.3.7　健全清洁生产管理制度

6.3.7.1　医疗废物收集与转运管理制度

（1）医疗废物管理的基本原则

① 维护人的健康和安全。

② 保护环境和自然资源。

③ 对医疗废物管理实行全过程控制。

（2）医疗废物产生地对医疗废物处置的具体要求

① 医疗废物管理责任人要经常性地组织科室人员认真学习《医疗废物管理条例》，增强管理意识，落实部门医疗废物管理职责。

② 科室对产生的医疗垃圾按《医疗废物分类目录》分类收集，医疗废物要置于符合《医疗废物专用包装物、容器的标准和警示标识的规定》的包装物或容器内。

③ 严禁将医疗废物置于生活垃圾中。运送时使用专用污物电梯或专用时段运送，运送后对污物电梯及其他相关物品进行清洁消毒并记录。院医疗废物专职运送人员每天从医疗废物产生地点将分类包装的医疗废物按照规定的时间和路线送至内部指定的暂时贮存地点。

④ 盛装医疗废物前，认真检查医疗废物包装物或容器有无破损、渗漏。盛装医疗废物达到包装袋的 3/4 时应当使用有效的封口方式，使包装袋的封口紧实、严密，以防止运送过程中遗撒；包装物或者容器的外表面被感染性

废物污染时，应当对被污染处进行消毒处理或者增加一层包装。

⑤ 损伤性废物（如针头、刀片、缝合针等）放入专用防刺伤的锐器盒中，运送时不得放入收集袋中，以防运送时造成锐器伤。

⑥ 化学性废物中，批量报废的化学试剂要交专门机构处理，批量报废含有汞的体温计、血压计等医疗器械要交专门机构处理。

⑦ 医疗废物中有病原体的标本和菌种等高危废物在交医疗废物集中处理前，应当就地消毒处理后按感染性废物处理。

⑧ 感染性废物、病理性废物、损伤性废物、药物性废物及化学性废物不能混合收集。少量的药物性废物可混入感染性废物，但应当在标签上注明。

⑨ 盛装医疗废物的每个包装物容器外表面应当有警示标识在每个包装物容器上应当有中文标签，中文标签的内容包括：医疗废物产生单位，产生日期、类别，以及需要的特别说明。

⑩ 隔离的传染病病人或者疑似传染病病人产生的医疗废物，可放入2000mg/L有效氯消毒液浸泡消毒1h。无法消毒且不会在运送中造成污染的物品（损伤性废物除外）用双层收集袋收集并及时密封，以防收集、运送时泄漏、扩散、污染。并在收集袋上特别说明的地方写明具体情况。

⑪ 医疗废物中病原体的培养基、标本和菌种、毒种保存液等高危废物，在交医疗废物集中处置单位处置前应就地消毒。

⑫ 放入包装袋内的医疗废物不得取出。每个包装物应当有警示标识，同时填写医疗废物产生单位、生产日期、类别。

⑬ 医疗废物运送人员每天将分包装的医疗废物按规定时间、路线运送到医疗暂存地点并加锁防盗，医疗废物在院暂存时间不应超过2d。

⑭ 医院医疗废物暂存处必须由专人负责，应定期对暂存地点、设施及时进行清洁和消毒。按要求做好自身保护，同时防止包装物或容器的流失或破损而造成医疗废物泄漏。

⑮ 医疗废物暂存处管理负责人应当做好医疗废物收集、转运进行登记，登记资料至少保存3年。

（3）医疗废物分类收集

1）设置二种以上颜色的塑料污物袋：黑色塑料袋装生活垃圾，黄色塑料袋装医用垃圾（感染性废物）。特殊医疗废物，如放射性废物和其他特殊的废物应注明"特殊"字样标志进行收集。

2）医院各科室应建立严格的污物分类收集制度。

① 医护办公室、病房、过道的生活垃圾污物兜均应套上黑色塑料袋。

② 治疗室、注射室、换药室、处置室、检查室、手术室、产房、检验科、血库、口腔科、特检科、内窥镜室、感染科，必须具有医疗废物收集的专用垃圾桶（兜）并套上黄色塑料袋，必要时加盖，定点放置，标志明显。

③ 抢救室至少应具有两个污物兜：一个收集医疗废物并套上黄色塑料袋，定点放置，标志明显；另一个收集生活垃圾套上黑色塑料袋。

3）锐利器械（针头）不应与其他医疗废物混放，用后必须稳妥安全地置入专用锐器盒中。高危区的医院污物建议使用双层黄色塑料污物袋，并及时密封。放射性污物应存放在适当的容器中防止扩散。

4）分散的医疗废物与生活垃圾由清洁工人定时分开收集并集中转运。不能移动废物污物箱，也应及时清理进行分类，按规定补充上新的污物袋以供使用；同时应防止污物袋（箱）的泄漏，造成环境污染。

（4）医疗废物转运

① 医院的医疗废物及生活垃圾由清洁工人每日清理转运 1～2 次，一次性医疗用品用后及时毁形、浸泡消毒后收集。医疗废物运往医院指定的焚烧地点集中焚烧处理。在运送过程中严格执行《医疗机构医疗废物管理条例》对需转运的医疗废物进行封口结扎。

② 运送人员在转运前检查包装或容器的标识、标签及封口是否符合要求，不得将不符合要求的医疗废物运送至暂时贮存地。

③ 运送医疗废物要防止渗漏、遗撒，运送人员做好自我防护。

④ 每天运送工作结束后对运送工具进行清洁和消毒。

⑤ 个别科室医疗废物如需存放 1～2d，存放地应有遮盖设施，防止污染周围环境，并设有冲洗及消毒实施，清洗过程的废水应排入医院的污水系统。

⑥ 医疗废物在临时贮存地点的贮存不超过 48h，应当及时送焚化炉进行集中焚烧处理。

⑦ 医疗废物在产生、临时贮存、运送过程中各科室清洁工人和后勤负责人应防止医疗废物流失、泄漏、扩散。如果发生医疗废物流失、泄漏、扩散应按《医疗废物突发事件处置（应急）预案》处理。

医疗废物处置工作流程如图 6-11 所示。

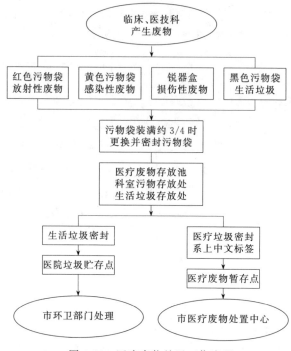

图 6-11　医疗废物处置工作流程

6.3.7.2　医用织物洗涤消毒管理制度

（1）组织领导，增强意识

① 成立专门医用织物洗涤消毒工作领导小组，实行一把手总体抓，分管领导具体抓，总务科负责并组织全面落实，把医院洗涤消毒工作与科室综合目标管理责任制相结合，实行专人培训、专职、全面、全程的质量管理模式，重点抓好医院后勤洗涤管理工作，保障医疗质量，降低医院感染率，确保医疗安全。

② 充分认识加强医用织物洗涤消毒管理的重要性，强化责任意识。医用织物作为特殊的医用物品，多数接触患者和医务人员皮肤。加强医疗机构医用织物洗涤消毒管理，对于提高医院管理水平、预防医院感染、改善患者就医条件具有重要意义。

③ 坚持"以病人为中心"的服务理念，将医用织物洗涤消毒工作纳入医院管理的重要内容常抓不懈，建立常态化管理机制。

④ 落实医疗机构对医用织物洗涤消毒的主体责任，强化责任意识，依

法依规开展医用织物洗涤消毒工作，确保洗涤消毒质量符合临床使用要求。

（2）建章立制，加强培训

① 建立完善医用织物洗涤消毒管理工作职责与制度，包括医用织物回收、洗涤消毒、质量管理、定期更换制度等，严格执行洗涤消毒标准操作规程，根据医用织物的污染性质、程度和使用对象进行分类洗涤消毒，确保能够符合临床使用要求。

② 建立医用织物使用科室意见反馈制度，定期收集使用科室对医用织物洗涤消毒质量的反馈意见，针对科室存在的问题查找原因并及时处理。

③ 加强人员培训。加强洗衣房工作人员岗前培训和能力培训，熟练掌握医用织物洗涤消毒技能和医疗机构感染防控基本要求。坚持定期学习，科室之间经常沟通交流，及时发现问题及时解决，保证医用织物洗涤消毒符合使用要求。

（3）具体实施，确保安全

1）收集与暂存

① 收集人员严禁在病区内进行逐件清点与清理，尽量减少对污染织物的抖动行为。防止织物上病原微生物向周围环境扩散。

② 污染的窗帘、床单、被服、工作服（医用织物）实行分类收集，并打包后使用专用污物桶送到洗衣房。

③ 包装污染织物的袋子或胶桶，采用不宜渗漏液体、便于清洗并可反复使用的材质制作。严禁采用污染的床单等污染物来包裹。

④ 包装袋或胶桶外层贴有醒目的污染织物专用的字样，如污染被服桶、污染工作服袋等。

⑤ 收集的污染织物如需暂存时，实行打包存放，严禁与任何清洁物品存放在同一房间内。

2）清洗与消毒

① 严格遵守医用织物洗涤操作规程和分类洗涤制度，防止交叉感染。工作人员与患者的织物应分机或分批洗涤；婴儿衣被要单独洗涤；传染病患者使用的织物应专机专用。

② 做到隔离衣与病人被服分开、有色与无色被服分开，棉化纤维分开的洗涤制度。

③ 严格控制含氯漂白剂的用量，首先将污染织物用漂白剂浸泡消毒

30min 后再进行清洗。

④ 一般性衣物与传染性衣物消毒。

一般性衣物：如棉质类被服可在 70℃ 以上用 10% 洗涤溶液清洗消毒。化纤类衣物可在 40～50℃ 用 10% 洗涤溶液置洗衣机内清洗消毒。

传染性衣物：用含有效氯 500mg/L 浸泡消毒 30～60min，然后用 90℃ 用 1%～2% 洗涤溶液清洗消毒 30min。

⑤ 有明显血、脓、便等污染的织物。在使用高温水洗前，先用冷洗涤液或 1%～2% 冷碱水将血、脓、便等有机物洗净，再按传染性衣被洗涤消毒。

3）整理与发送

① 衣物清洗干净后要充分晒干或烘干、烫平、折叠分类放置，凡发现破损被服，应修补好后再发放。做到发放的被服无破损、无潮湿或不洁。

② 收送的被服做好交接、当面点清，防止差错。干净被服供应要充足，保证临床需要。

参考文献

[1] HJ 2029—2013 [S].

[2] 方绍燕. 社区医院污水处理系统改造方案实施 [J]. 广东化工, 2010（9）: 120-122.

[3] 魏巍. 试论医院用电管理存在的问题与节能管理措施 [J]. 企业导报, 2015（2）: 33-34.

[4] 张绍峰. 浅谈医院用电特性及节电措施 [J]. 工业, 2015（7）: 299.

[5] 邹道标, 陈虹, 张昊民. 如何加强医院用电环境的建设与管理 [J]. 中华民居, 2013（02）: 42-45.

[6] 束军意. 加强医院用电管理 提高电能利用率 [J]. 科学与科学技术管理, 2010（10）: 108-111.

[7] 杨玉鹏, 张吉炎. 医院建筑暖通空调节能思路及措施 [J]. 工程建设标准化, 2016（4）: 19-21.

[8] 黎洪, 蒋小强. 医院洁净空调系统的节能设计 [J]. 低温与特气, 2008, 26（3）: 60-62.

[9] 王江标, 涂光备, 光俊杰, 等. 医院空调系统的节能措施 [J]. 煤气与热力, 2006, 26（2）: 69-72.

[10] 陈珊珊, 钱建平, 刘学. 医院汞污染现状及对策 [J]. 生态环境, 2012,（10）: 188-191.

[11] 宋晓英, 张芸豫, 马跃中. 医院汞污染的质量控制 [J]. 医疗卫生装备, 2013, 34（1）: 116-117.

[12] WS/T 508—2016 [S].

第7章
疗机构清洁生产审核案例

7.1 基本情况

某医疗机构为三级甲等医院，占地面积 94000 余平方米，总业务用房建筑面积 22 万平方米。全院现有职工 2471 人。现有病床 982 张，日门诊量 6000 人次左右，年出院 30000 多人次。

医院根据自身服务特色下设 4 个处室，主要为职能处室、临床科室、医技科室和研究机构。职能处室下设人事处、保卫处、后勤管理中心、医务部、护理部、疾控处等 17 个部门，分管不同职能。临床科室下设内科系统和外科系统，共 29 个科室，分管不同的临床诊治。医技科室下设超声室、放射科、医工部、营养科等 16 个部门，分管不同的职能。研究机构下设共 3 个科研机构。

医院能源、环保日常管理工作由后勤管理中心负责，其工作范围包括整个医院的电气、电梯、空调、给排水、采暖设备系统的运行管理及设备维修保养、设施维修工作，以及节能环保工作。为确保医院能源环保工作顺利开展，后勤管理中心设置了后勤节能部门，按照主任、维修班组经理、班组组长、专业工程师进行了部门的人员合理设置及分工，并制订相应规章制度，明确人员设置和分工。

7.2 预审核

7.2.1 主体设施与设备情况

医院电力系统、空调系统、通风系统、给排水系统、蒸汽系统、供暖系统、消防系统如表 7-1 所列。

表 7-1 主体设施基本情况

序号	基础设施	基本情况
1	电力系统	电源进线为 2 路 10kV；电力计量采用高进高量方式,低压配电系统配置 11 台电力变压器,全院电力系统共设 4 座配电室,其分别为主配电室、干部保健楼配电室、门急诊楼配电室和核磁共振配电室
2	空调系统	东区空调系统采用水热泵中央空调,西区主要医疗楼和干保楼空调系统采用水源热泵空调系统；冬季空调机组和新风机组采用锅炉提供的蒸汽进行加温；空调水系统按内外区分别采用膨胀水箱闭式循环和一次泵变流量两管制系统；建筑物内区房间的风机盘管常年提供 7℃/12℃ 冷冻水；空调机组、新风机组及外区房间的风机盘管夏季提供 7℃/12℃ 冷冻水,冬季提供 50℃/45℃ 温水；建筑楼内诊室、候诊室、办公室等采用全年运行的新风加风机盘管方式；西区后勤办公室、公寓冬季采用热力站暖气供热,夏季采用分体空调制冷
3	通风系统	根据建筑物使用功能不同,东区门急诊大楼内各功能层通风系统也有所不同。地下车库和地上各层走道设集中的机械排风系统进行通风换气；二层报告厅、特殊诊疗室、会议室、污物间及地下设备层等设独立排风系统。西区妇泌楼采用水源热泵带盘管风机进行通风换气,外科楼、内科楼和医技楼等采用新风机组通风换气
4	给排水系统	供水水源为市政自来水,供水系统分低区供水系统和高区供水系统。生活热水由换热站内的汽-水换热器供给,换热所需蒸汽由锅炉房提供,换热补水水源为市政自来水。排水主要包括医疗废水、生活污水和雨水,排放时采用雨污分流方式；地上部分的医疗废水采用重力流或经污水集中池和潜水排污泵后排至污水处理站,经处理后排入市政污水管网；食堂、公寓等生活污水经隔油池处理后经化粪池排入市政污水管网；锅炉排污经化粪池排入市政污水管网；各层雨水采用内排水经雨水管后排入市政雨水管网
5	蒸汽系统	由医院燃气锅炉房供给。由锅炉房产生的蒸汽经过分汽缸后,分别供生活热水换热器、采暖汽-水换热器和空调系统加湿器使用。产生的蒸汽冷凝水经疏水器和凝结水泵后回到锅炉房
6	供暖系统	采用下供下回双管系统,热源由换热站内换热机组提供 95℃/70℃ 热水
7	消防系统	主要采用烟感、室内消火栓、灭火器和室内自动喷水灭火系统等。消火栓 665 个,灭火器 3268 个,烟感 6109 个,消防喷淋头 12606 个

7.2.2　能源消耗情况

从能源消费结构来看，主要能耗包括电力和天然气。近 3 年能源消耗情况如表 7-2 所列。

表 7-2　近 3 年能源消耗情况

项目		审核期第 1 年	审核期第 2 年	审核期第 3 年
总建筑面积/($10^4 m^2$)		16.03	18.03	22.43
电力	总耗电量/($10^4 kW \cdot h/a$)	2017	2576	3165
天然气	总耗气量/(m^3/a)	2113069	2267792	2450138
燃油(汽油)	总耗油量/(L/a)	14596	14034	37905
综合能耗(按标煤计)/(t/a)		5305.16	6197.34	7189.73
单位面积综合电耗/[$kW \cdot h/(m^2 \cdot a)$]		125.83	142.87	141.11
单位面积综合能耗(按标煤计)/[$kg/(m^2 \cdot a)$]		33.10	34.37	32.05

注：审核期第 2 年外科楼改造新增建筑面积 2 万平方米，审核期第 2 年 5 月干部保健楼投用，医院新增建筑面积 4.40 万平方米。

7.2.3　水资源消耗情况

由于医院在审核期第 2 年对外科楼进行改建，并新建干部保健楼投入使用，导致医院总建筑面积增大。因此，近 3 年医院新鲜水消耗呈现上升趋势。对单位面积水资源消耗而言，由于外科楼改造和新建干部保健楼采用节水设备，单位面积新鲜水消耗呈下降趋势。水资源消耗情况如表 7-3 所列。

表 7-3　近 3 年水资源消耗情况

项目	审核期第 1 年	审核期第 2 年	审核期第 3 年
总建筑面积/$10^4 m^2$	16.03	18.03	22.43
新鲜水消耗量/(t/a)	476420	478937	551286
单位面积水耗/[$t/(m^2 \cdot a)$]	2.97	2.65	2.46

7.2.4　主要污染物排放及控制情况

7.2.4.1　水污染物排放及控制情况

污染源主要分为两部分：一是医疗废水主要来自门急诊大楼，病房、手术室、各类检验室、放射室、洗衣房、病理解剖室、食堂和公寓等排放的生活污水；二是锅炉排水。

医院配有三套医疗污水处理系统：西区污水处理系统主要处理来自外科楼、内科楼、妇泌楼、医技楼、制剂楼、食堂和公寓的废水；东区污水处理系统主要处理来自门急诊大楼的废水；干部保健楼污水处理系统主要处理来自本楼的废水。

7.2.4.2 大气污染物排放及控制情况

废气的污染源主要是锅炉燃烧和食堂的油烟。锅炉为天然气锅炉，废气实现达标排放。食堂安装了油烟净化设备，并按要求定期进行烟道清洗和检测，餐饮油烟排放符合《餐饮业大气污染物排放标准》（DB11/ 1488）相关要求。

7.2.4.3 固体废物排放及控制情况

固体废物包括医疗废物、医疗污水处理系统产生的污泥和生活垃圾，按规定进行分类收集和贮存，并委托有资质的单位进行处理处置。

7.2.5 清洁生产水平现状评价

医院未使用国家和地方明令淘汰的设备。根据北京市《公共生活取水定额 第4部分：医院》（DB11/ 554.4）中规定的三级甲等医院的取水定额 $4.0 m^3/(m^2 \cdot a)$，医院 2010 年取水量为 $2.46 m^3/(m^2 \cdot a)$，符合取水定额要求。

7.2.6 确定审核重点

本次清洁生产审核综合考虑医院能源资源消耗和节能潜力及计量完善程度等因素，结合医院的用能情况，确定水系统和电系统作为审核重点。

7.2.7 设置清洁生产目标

本轮清洁生产审核目标如表 7-4 所列。

表7-4　本轮清洁生产审核目标设置一览表

序号	指标名称	近期目标		中期目标	
		目标值	削减率/%	目标值	削减率/%
1	单位面积综合能耗 (按标煤计)/[kg/(m²·a)]	31.56	1.5	31.09	1.5
2	每患者每次平均能耗 (按标煤计)/[kg/(人·次)]	4.18	1.0	4.15	1.0
3	单位面积综合电耗 /[kW·h/(m²·a)]	138.99	1.5	136.90	1.5
4	单位面积耗水量 /[m³/(m²·a)]	2.42	1.5	2.38	1.5
5	每患者每次平均耗水 /[kg/(人·次)]	319	1.5	314	1.5
6	单位面积医疗废水排放量 /[t/(m²·a)]	1.93	1.5	1.90	1.5
7	含汞血压计采购量	58	5	55	5
8	管理指标　建立清洁生产审核机构及制度	成立清洁生产领导及工作小组,制订清洁生产制度		成立清洁生产常设机构,逐步完善清洁生产制度	
9	能源环境管理	建立并实施能源环境管理制度,加强用能管理和环保管理			

7.3　审核

7.3.1　水平衡测试

医院平均每天用水量2059.05t。医院水平衡如图7-1所示。

7.3.2　电平衡测试

电力消耗主要为干保楼、冷冻站、门诊楼、外科楼等。

医院电平衡如图7-2所示。

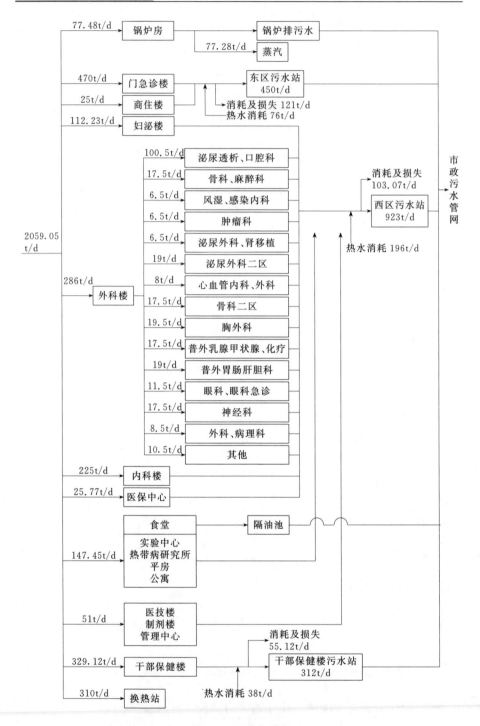

图 7-1 医院水平衡

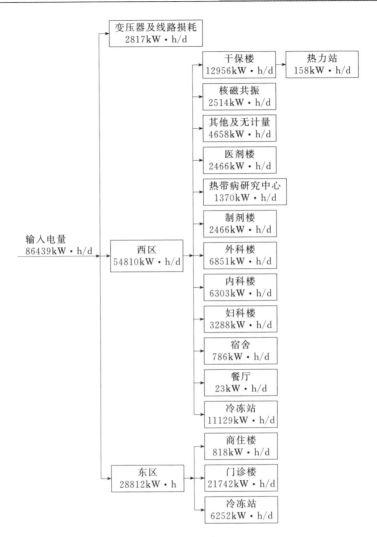

图 7-2　医院电平衡

7.4　实施方案的产生和筛选

部分清洁生产无/低费方案如表 7-5 所列。

表 7-5　清洁生产无/低费方案一览表

序号	方案名称	方案内容
1	替代含汞医疗器械	目前医院使用大量含汞血压计和体温计,如血压计和体温计破碎,会导致汞泄漏。采用电子设备替代含汞设备

续表

序号	方案名称	方案内容
2	放射科胶片电子化	放射科门诊每天为 300～500 人做检查,每个病人都要用一份申请单,出一份报告,出一份胶片,片子要装一个袋子,实施放射科胶片电子化。如若病人需要,可以为病人提供胶片
3	住院病人实行电子处方	治疗室安装电脑,实时查看医嘱给予治疗用药
4	完善医院医疗垃圾电子标签称重系统	完善干保楼、妇泌楼医疗垃圾数据电子系统的采集工作
5	核磁共振新风机组变频改造	新核磁共振新风机组因风量无法调控,启动停止有时比较频繁,增加变频系统
6	锅炉给水增压泵变频控制	锅炉运行期间随外界蒸汽负荷量调整燃烧和上水量。低负荷期,上水间隔长,给水增压泵则不论锅炉负荷大小都处在全频运行状态,造成能源浪费,采用变频控制,根据锅炉负荷变化,给水流量变化,改变泵的运行状态
7	热水器更新改造	由于水质较差,病区内的热水器经常结垢,造成加热管加热效率低,浪费能源。淘汰老式热水器,换成故障率低且结垢少的磁化节能热水器
8	空调机房照明灯具更换	空调机房因每年长期设备运转,将空调机房的 20 盏 40W 照明的荧光灯更换为 LED 灯
9	锅炉设备实行集控管理	为使 4 台锅炉设备能够根据外界负荷量来调整燃烧,调整运行台数,减少能源消费,实施 4 台锅炉自动控制,使锅炉技术管理图表化,实现数据化管理
10	公共区节电	制订公共区域开关灯时刻表,宣传随手关灯、人走断电,办公室无人时关灯、关空调、断电,下班后打印机、电脑、复印机关机断电,设备不用时拔电源
11	病房节电	患者房间电灯标识明显,防止反复开关;电视、电灯做到人走随关
12	调整适宜空调温度	在保证就医条件下,夏季开空调温度不低于 26℃,无人时不开空调,开空调不开门窗,下班前半小时关空调,提倡开窗使用自然通风

本轮清洁生产审核中/高费方案 5 项,如表 7-6 所列。

表 7-6　本轮清洁生产审核中/高费方案

序号	方案名称	方案简介
1	手术部净化空调机组改造	洁净手术部整体湿度控制不理想,为保证室内环境湿度要求,采用表冷除湿工艺,导致冷湿相抵,且过滤器更换频繁。因此,将蒸汽加湿系统蒸汽管路电控阀门更换为灵敏度、可靠性较高的阀门,对手术部净化空调机组加装一台新风预处理机组,实现净化空调系统温湿度独立控制,将原有净化空调机组变成净化循环机组,整个手术净化空调系统实现循环空调机组干工况运行多机系统

序号	方案名称	方案简介
2	照明灯具替换 LED 光源	现有照明光源多为荧光灯,部分照明采用白炽灯,将病房、公共区域、地下车库等区域照明改为 LED 光源
3	太阳能热水及光伏发电系统	采用太阳能光伏电池技术,改造院区照明路灯;利用太阳能生产生活热水供院区内部分楼宇使用
4	水平衡测试及加装分项计量工程	对全院供水系统进行平衡测试,并以科室、部门为单位,加装能源分项计量装置
5	西院区部分楼宇外墙外保温工程	医院大部分建筑为 20 世纪 50 年代建筑,外墙保温效果不好,对建筑外墙进行保温改造

7.5　实施效果分析

审核期间,该医院共实施 25 项清洁生产方案。方案实施后可节电 8.03 万千瓦时/年,减少天然气用量 11.62 万立方米/年,节约胶片 9000 张/年,经济效益 46.05 万元/年。

本轮清洁生产审核的 32 项方案全部实施共需投资 3901.8 万元,方案全部实施后可节电 113.45 万千瓦时/年,减少天然气用量 112.62 万立方米/年,减少纸张用量 610 包/年,减少放射科胶片 9000 张/年,产生经济效益 536.67 万元/年。

本轮清洁生产审核目标完成情况如表 7-7 所列。

表 7-7　本轮清洁生产审核目标完成情况一览表

序号	指标名称	现状值	清洁生产目标
1	单位面积综合能耗 (按标煤计)/[kg/(m^2·a)]	32.05	31.09
2	每患者每次平均能耗 (按标煤计)/[kg/(人·次)]	4.23	4.15
3	单位面积综合电耗 /[kW·h/(m^2·a)]	141.11	136.90
4	单位面积耗水量 /[m^3/(m^2·a)]	2.46	2.38
5	每患者每次平均耗水 /[kg/(人·次)]	324	314

续表

序号		指标名称	现状值	清洁生产目标
6		单位面积医疗废水排放量 /[t/(m² · a)]	1.96	1.90
7		含汞血压计采购量	61	55
8	管理指标	建立清洁生产审核机构及制度	—	成立清洁生产领导及工作小组,制订清洁生产制度
9		能源环境管理	有能源环境管理制度	逐步完善能源环境管理制度,加强用能管理和环保管理

7.6 持续清洁生产

医院通过开展清洁生产审核,制订了持续清洁生产计划,主要包括医疗服务活动中继续贯彻清洁生产理念、加强清洁生产相关知识学习、继续实施已确定的清洁生产方案、强化制度管理、建立完善清洁生产激励机制等。

第8章
服务业清洁生产组织模式和促进机制

8.1 清洁生产组织模式

8.1.1 健全政策标准体系

加强对医疗机构推行清洁生产的综合引导，认真贯彻国家规定的有关环境保护、节能节水、资源综合利用等清洁生产相关优惠政策，结合实际情况，研究完善具体配套扶持措施。制定有利于医疗机构清洁生产的产业政策、技术开发和推广政策，在医疗机构重大项目的环境影响评价中强化清洁生产评价。

结合《清洁生产评价指标体系 医疗机构》（DB11/T 1259），发布面向医疗机构的清洁生产技术、工艺、设备和产品推荐目录。健全医疗机构的能源、水资源消费和污染排放计量、统计、监测、评价相关标准及管理规范。

开展清洁生产评价指标体系等相关标准的实施效果评估，评价医疗机构推行清洁生产工作取得的效果和存在的问题，根据节能环保工作要求和医疗机构发展状况适时修订标准。

充分发挥行业协会、科研机构的作用，针对政府管理部门、企事业单位等不同对象，开展医疗机构清洁生产相关法律、法规、政策、标准的宣贯和培训工作。

8.1.2 完善审核方法体系

研究完善医疗机构业清洁生产评估管理方法学。完善医疗机构业清洁生产审核单位名单制度，考虑以综合能耗、资源消耗量、污染物排放量等为依据，筛选需要开展清洁生产审核的医疗机构，确保将清洁生产审核补助经费落到实处，见到实效。利用强制性清洁生产审核名单制度，综合考虑资源能源消耗、环境污染、产业结构调整等因素，定期公布强制性医疗机构清洁生产审核单位名单。

研究完善医疗机构清洁生产审核基础方法学。针对医疗机构的能流、物质流、水流和污染物排放系统，研究能量平衡、物质流分析以及关键污染因子平衡分析等清洁生产专项审核方法。

根据医疗机构的行业特点，编制发布医疗机构的清洁生产规范性技术文件。制订医疗机构清洁生产方案产生方法和绩效评价方法标准；制订医疗机构清洁生产审核验收绩效评价标准；建立医疗机构清洁生产审核绩效跟踪与后评估机制，研究建立审核绩效评估方法。探索将医疗机构清洁生产审核实施效果与地方节能减排目标挂钩。

8.1.3 构筑组织实施体系

8.1.3.1 健全政府机制引导

落实《清洁生产促进法》相关要求，建立完善由市级清洁生产综合协调部门牵头，各市级行业主管部门参与的组织推进体系，健全医疗机构清洁生产协调联动的工作机制，形成多部门统筹协调、齐抓共管的医疗机构清洁生产促进合力。

8.1.3.2 完善清洁生产制度

引导医疗机构强化环境责任，选取医疗机构的典型单位，试点建立内部清洁生产组织机构，建立清洁生产责任制度。将清洁生产目标纳入医疗机构发展规划，组织开展清洁生产。引导医疗机构在服务经营过程中，加强对消费者等行为主体共同参与的调动，做到采购、物流、服务等全过程的污染综合防控。

8.1.3.3　加强组织推进与实施

发挥行业协会、社会团体的作用，鼓励医疗机构成立行业清洁生产中心或技术联盟，指导行业推行清洁生产，加强清洁生产技术装备研发和应用推广，提高行业制订行规行约，内部自主清洁生产审核和实施能力。

8.1.4　搭建市场服务体系

8.1.4.1　建立信息服务系统

建设医疗机构的清洁生产工作信息系统，向社会提供相关的清洁生产方法和技术、可再生利用的废物供求以及清洁生产政策等方面的信息和服务。

一是信息资讯与交流平台网络，宣传和推广成熟的清洁生产技术，连接医疗机构和技术市场。

二是建立政府清洁生产项目在线申报网络，实施清洁生产审核及项目网上申报。

三是建立清洁生产技术服务单位与专家数据库、清洁生产项目库、清洁生产审核单位数据库，实现清洁生产工作的信息化和系统化。

8.1.4.2　构建技术支撑体系

鼓励医疗机构积极与大专院校、科研院所合作开展节能降耗、污染物治理等关键技术研究、应用和推广工作，共建清洁生产技术推广服务平台或行业清洁生产促进联盟。支持节能环保企业和规划设计研究咨询机构，大力开发面向医疗机构清洁生产的技术、设备与解决方案，开展管理创新研究。

8.1.4.3　培育咨询服务市场

① 鼓励发展医疗机构清洁生产审核及能源审计、合同能源管理、节能

监测、碳核查、排污许可证申报等节能环保技术咨询服务业，支持第三方机构提升医疗机构清洁生产技术服务能力。

② 加强对医疗机构清洁生产审核等第三方服务机构的培训扶持、监督管理，完善市场准入和退出机制，不断规范服务市场。

③ 鼓励北京医疗机构清洁生产审核等第三方服务机构面向京津冀地区乃至全国进行拓展，形成服务北京、辐射全国的医疗机构清洁生产技术服务体系。

8.1.5　夯实基础支撑体系

① 科学细化医疗机构能耗水耗计量，对部分医疗机构试点开展智能化能源计量器具配备工作，推动医疗机构逐步规范能源、水计量器具配备。鼓励医疗机构安装具有在线采集、远传、智能功能的能源、水计量器具，逐步推动医疗机构建立能源计量管理系统，实现计量数据在线采集、实时监测。加强能源计量工作审查评价。

② 健全医疗机构能耗水耗统计，试点开展物耗统计。结合医疗机构的能耗、水耗特点，建立医疗机构的能源和水消费主要监测指标。研究建立医疗机构单位业务量能耗统计指标及评价方法。分析医疗机构的能耗水耗与物耗特点及其投入产出绩效。

③ 加强医疗机构污染物排放监测。对重点医疗机构单位定期开展污染物排放监督性监测，适当提高监测频次。鼓励医疗机构开展自行监测。

8.1.6　创建示范引导体系

（1）创建一批医疗机构清洁生产示范项目

整合医疗机构的清洁生产技术手段，重点抓好高耗能、高耗水、高污染的技术攻关和节能减排技术研发、推广。支持医疗机构高标准实施一批从初始设计、建设、运营全过程，以技术、管理和行为为一体的综合示范项目，为同行业深入推行清洁生产改造树立标杆。发布医疗机构清洁生产典型项目案例，开展清洁生产交流和成果展示，推广成熟的清洁生产技术和解决方案。

（2）创建一批医疗机构清洁生产示范单位

针对医疗机构，围绕建立清洁生产管理体系、规范开展清洁生产审核、采取清洁生产先进技术、系统实施清洁生产方案等内容，培育一批高标准开展服务业清洁生产的示范单位，树立典型，带动其他医疗机构全面实施清洁生产。

8.2　清洁生产鼓励政策及约束机制

8.2.1　鼓励政策

8.2.1.1　资金支持

以北京市为例，根据《北京市清洁生产管理办法》的相关规定，对通过清洁生产审核评估的单位，享受审核费用补助。试点单位为非公共机构的，对实际发生金额 10 万元以下的审核费用给予全额补助，实际发生金额超过 10 万元以上的部分给予 50％补助，最高审核费用补助额度不超过 15 万元。试点单位为公共机构的，根据实际发生的审核费用给予全额补助，最高补助额度不超过 15 万元。

对清洁生产实施单位在审核中提出的中/高费项目给予资金支持。根据实施单位全部清洁生产项目的综合投入、进度计划、进展情况及预期成效等，确定补助项目及补助资金。单个项目补助标准原则上不得超过项目总投资额的 30％，总投资额大于 3000 万元（含）的中/高费项目原则上应纳入政府固定资产投资计划；单个项目补助金额最高不超过 2000 万元。中/高费项目补助资金分批拨付，清洁生产绩效验收前拨付 70％补助资金，剩余资金在实施单位通过清洁生产绩效验收后拨付。

8.2.1.2　表彰奖励

建立清洁生产表彰奖励制度，对在清洁生产工作中做出显著成绩的医疗机构和个人给予表彰和奖励。各级政府、行业协会、实施单位应当根据实际情况建立相应清洁生产表彰奖励制度，对表现突出的人员，给予一定的奖励。医疗机构主管部门优先推荐通过清洁生产绩效验收的实施单位，参加国家和地方组织的先进单位评比、试点示范单位创建活动。鼓励财政部门对通过清洁生产绩效验收的实施单位给予资金奖励。

8.2.2 约束机制

8.2.2.1 建立环境准入和淘汰机制

综合考虑清洁生产评价指标体系、取水定额、能耗限额等要求，逐步建立医疗机构环境准入制度。在医疗机构项目审批和建设阶段，强调生态设计，从源头降低资源能源消耗和污染物排放。在运营阶段，根据环境准入制度的要求，强化资源能源消耗、污染物排放等方面等监督管理，对不符合要求的项目给予限期治理或淘汰。

8.2.2.2 依法开展清洁生产审核

根据《中华人民共和国清洁生产促进法》第三十九条，不实施强制性清洁生产审核或者在清洁生产审核中弄虚作假的，或者实施强制性清洁生产审核的企业不报告或者不如实报告审核结果的，由县级以上地方人民政府负责清洁生产综合协调的部门、环境保护部门按照职责分工责令限期改正；拒不改正的，处以五万元以上五十万元以下的罚款。

参考《北京市清洁生产管理办法》（京发改规〔2013〕6号）相关规定，北京市对清洁生产审核实行名单管理制度，纳入审核名单的实施单位应按要求组织清洁生产审核。其中：强制性审核实施单位在名单公布之日起2个月内向相关部门提交审核计划，1年内向相关部门提交清洁生产审核报告，同时向社会媒体公布清洁生产目标、改进措施、实施周期等审核结果，接受公众监督，但涉及商业秘密的除外。

8.2.2.3 建立信息公开制度

做好环境信息公开。清洁生产管理部门应定期发布开展清洁生产审核、通过清洁生产审核评估和通过绩效验收的单位名单。实施强制性清洁生产审核的单位应当按规定进行信息公开，将审核结果在本区（县）主要媒体上公布，接受公众监督，但涉及商业秘密的除外。

8.2.2.4　严格环境监督管理

环境保护管理部门、行业主管部门等应严格开展环境保护监督管理工作。重点关注医疗废水、医疗废物、放射性物质等方面处理处置情况，规范医疗机构环境保护管理工作。

参考文献

［1］　杨永杰．环境保护与清洁生产［M］．北京：化学工业出版社，1996.

［2］　张天柱．中国清洁生产的十年［J］．产业与环境，2003,增刊：21-26.

［3］　车卉淳．可持续发展框架下的清洁生产问题分析［J］．物流经济，2007，11：52-53.

［4］　宋永欣．清洁生产、循环经济与可持续发展［J］．中国资源综合利用，2008，(4)：19-21.

［5］　周耀东．清洁生产、节能减排是企业可持续发展必由之路［J］．环境科学，2008，37(2)：60-62.

［6］　郑可．清洁生产是实施可持续发展战略的主要环节［J］．现代制造技术与装备，2008 (2)：4-5.

附
录

行业政策类和技术类文件

1 政策类文件

1.1 《医疗废物分类目录》

《医疗废物分类目录》（卫医发〔2003〕287 号）部分内容如附表 1 所列。

附表 1 医疗废物分类目录

类别	特征	常见组分或者废物名称
感染性废物	携带病原微生物具有引发感染性疾病传播危险的医疗废物	1. 被病人血液、体液、排泄物污染的物品，包括： 棉球、棉签、引流棉条、纱布及其他各种敷料； 一次性使用卫生用品、一次性使用医疗用品及一次性医疗器械； 废弃的被服； 其他被病人血液、体液、排泄物污染的物品
		2. 医疗机构收治的隔离传染病病人或者疑似传染病病人产生的生活垃圾
		3. 病原体的培养基、标本和菌种、毒种保存液
		4. 各种废弃的医学标本
		5. 废弃的血液、血清
		6. 使用后的一次性使用医疗用品及一次性医疗器械视为感染性废物

续表

类别	特征	常见组分或者废物名称
病理性废物	诊疗过程中产生的人体废弃物和医学实验动物尸体等	1. 手术及其他诊疗过程中产生的废弃的人体组织、器官等
		2. 医学实验动物的组织、尸体
		3. 病理切片后废弃的人体组织、病理蜡块等
损伤性废物	能够刺伤或者割伤人体的废弃的医用锐器	1. 医用针头、缝合针
		2. 各类医用锐器,包括解剖刀、手术刀、备皮刀、手术锯等
		3. 载玻片、玻璃试管、玻璃安瓿等
药物性废物	过期、淘汰、变质或者被污染的废弃的药品	1. 废弃的一般性药品,如抗生素、非处方类药品等
		2. 废弃的细胞毒性药物和遗传毒性药物,包括:致癌性药物,如硫唑嘌呤、苯丁酸氮芥、萘氮芥、环孢霉素、环磷酰胺、苯丙氨酸氮芥、司莫司汀、三苯氧氨、硫替派等;可疑致癌性药物,如顺铂、丝裂霉素、阿霉素、苯巴比妥等;免疫抑制剂
		3. 废弃的疫苗、血液制品等
化学性废物	具有毒性、腐蚀性、易燃易爆性的废弃的化学物品	1. 医学影像室、实验室废弃的化学试剂
		2. 废弃的过氧乙酸、戊二醛等化学消毒剂
		3. 废弃的汞血压计、汞温度计

1.2　《医疗卫生机构医疗废物管理办法》

《医疗卫生机构医疗废物管理办法》(卫生部令36号)部分内容如下。

第十条　医疗卫生机构应当根据《医疗废物分类目录》,对医疗废物实施分类管理。

第十一条　医疗卫生机构应当按照以下要求,及时分类收集医疗废物:

(一)根据医疗废物的类别,将医疗废物分置于符合《医疗废物专用包装物、容器的标准和警示标识的规定》的包装物或者容器内;

(二)在盛装医疗废物前,应当对医疗废物包装物或者容器进行认真检查,确保无破损、渗漏和其他缺陷;

(三)感染性废物、病理性废物、损伤性废物、药物性废物及化学性废物不能混合收集。少量的药物性废物可以混入感染性废物，但应当在标签上注明；

（四）废弃的麻醉、精神、放射性、毒性等药品及其相关的废物的管理，依照有关法律、行政法规和国家有关规定、标准执行；

（五）化学性废物中批量的废化学试剂、废消毒剂应当交由专门机构处置；

（六）批量的含有汞的体温计、血压计等医疗器具报废时，应当交由专门机构处置；

（七）医疗废物中病原体的培养基、标本和菌种、毒种保存液等高危险废物，应当首先在产生地点进行压力蒸汽灭菌或者化学消毒处理，然后按感染性废物收集处理；

（八）隔离的传染病病人或者疑似传染病病人产生的具有传染性的排泄物，应当按照国家规定严格消毒，达到国家规定的排放标准后方可排入污水处理系统；

（九）隔离的传染病病人或者疑似传染病病人产生的医疗废物应当使用双层包装物，并及时密封；

（十）放入包装物或者容器内的感染性废物、病理性废物、损伤性废物不得取出。

第十二条　医疗卫生机构内医疗废物产生地点应当有医疗废物分类收集方法的示意图或者文字说明。

第十三条　盛装的医疗废物达到包装物或者容器的 3/4 时，应当使用有效的封口方式，使包装物或者容器的封口紧实、严密。

第十四条　包装物或者容器的外表面被感染性废物污染时，应当对被污染处进行消毒处理或者增加一层包装。

第十五条　盛装医疗废物的每个包装物、容器外表面应当有警示标识，在每个包装物、容器上应当系中文标签，中文标签的内容应当包括医疗废物产生单位、产生日期、类别及需要的特别说明等。

第十六条　运送人员每天从医疗废物产生地点将分类包装的医疗废物按照规定的时间和路线运送至内部指定的暂时贮存地点。

第十七条　运送人员在运送医疗废物前，应当检查包装物或者容器的标识、标签及封口是否符合要求，不得将不符合要求的医疗废物运送至暂时贮存地点。

2 技术类文件

2.1 《危险废物贮存污染控制标准》

《危险废物贮存污染控制标准》及第 1 号修改单（GB 18597—2001/XG1—2013）部分要求如下：

所有危险废物产生者和危险废物经营者应建造专用的危险废物贮存设施，也可利用原有构筑物改建成危险废物贮存设施。

医院产生的临床废物，必须当日消毒，消毒后装入容器。常温下贮存期不得超过一天，于 5℃以下冷藏的，不得超过 7 天。

标准对危险废物贮存容器、危险废物集中贮存设施的选址、危险废物贮存设施（仓库式）的设计原则、危险废物的堆放、危险废物贮存设施的运行与管理等提出了明确要求。

2.2 《医疗机构水污染物排放标准》

《医疗机构水污染物排放标准》（GB 18466—2005）部分内容见附表 2～附表 5。

附表 2 传染病、结核病医疗机构水污染物排放限值（日均值）

序号	控制项目	标准值
1	粪大肠菌群数/（MPN/L）	100
2	肠道致病菌	不得检出
3	肠道病毒	不得检出
4	结核杆菌	不得检出
5	pH 值	6～9
6	化学需氧量（COD） 浓度/（mg/L） 最高允许排放负荷/（g/床位）	 60 60
7	生化需氧量（BOD） 浓度/（mg/L） 最高允许排放负荷/（g/床位）	 20 20
8	悬浮物（SS） 浓度/（mg/L） 最高允许排放负荷（g/床位）	 20 20

续表

序号	控制项目	标准值
9	氨氮/(mg/L)	15
10	动植物油/(mg/L)	5
11	石油类/(mg/L)	5
12	阴离子表面活性剂/(mg/L)	5
13	色度(稀释倍数)	30
14	挥发酚/(mg/L)	0.5
15	总氰化物/(mg/L)	0.5
16	总汞/(mg/L)	0.05
17	总镉/(mg/L)	0.1
18	总铬/(mg/L)	1.5
19	六价铬/(mg/L)	0.5
20	总砷/(mg/L)	0.5
21	总铅/(mg/L)	1.0
22	总银/(mg/L)	0.5
23	总 α/(Bq/L)	1
24	总 β/(Bq/L)	10
25	总余氯(直接排入水体的要求)[1],[2]/(mg/L)	0.5

[1] 采用含氯消毒剂消毒的工艺控制要求为：消毒接触池的接触时间≥1.5h，接触池出口总余氯6.5~10mg/L；

[2] 采用其他消毒剂对总余氯不作要求。

附表3 综合医疗机构和其他医疗机构水污染物排放限值（日均值）

序号	控制项目	排放标准	预处理值
1	粪大肠菌群数/(MPN/L)	500	5000
2	肠道致病菌	不得检出	—
3	肠道病毒	不得检出	—
4	结核杆菌	不得检出	
5	pH 值	6~9	6~9
6	化学需氧量(COD) 浓度/(mg/L) 最高允许排放负荷/(g/床位)	60 60	250 250
7	生化需氧量(BOD) 浓度/(mg/L) 最高允许排放负荷/(g/床位)	20 20	100 100

序号	控制项目	排放标准	预处理值
8	悬浮物(SS) 浓度/(mg/L) 最高允许排放负荷/(g/床位)	20 20	60 60
9	氨氮/(mg/L)	15	—
10	动植物油/(mg/L)	5	20
11	石油类/(mg/L)	5	20
12	阴离子表面活性剂/(mg/L)	5	10
13	色度(稀释倍数)	30	—
14	挥发酚/(mg/L)	0.5	1.0
15	总氰化物/(mg/L)	0.5	0.5
16	总汞/(mg/L)	0.05	0.05
17	总镉/(mg/L)	0.1	0.1
18	总铬/(mg/L)	1.5	1.5
19	六价铬/(mg/L)	0.5	0.5
20	总砷/(mg/L)	0.5	0.5
21	总铅/(mg/L)	1.0	1.0
22	总银/(mg/L)	0.5	0.5
23	总 α/(Bq/L)	1	1
24	总 β/(Bq/L)	10	10
25	总余氯[①,②]/(mg/L)	0.5	—

① 采用含氯消毒剂消毒的工艺控制要求如下。

一级标准：消毒接触池的接触时间≥1h，接触池出口总余氯 3～10mg/L；

二级标准：消毒接触池接触时间≥1h，接触池出口总余氯 2～8 mg/L。

② 采用其他消毒剂对总余氯不作要求。

附表4 污水处理站周边大气污染物最高允许浓度

序号	控制项目	标准值
1	氨/(mg/m³)	1.0
2	硫化氢/(mg/m³)	0.03
3	臭气浓度(无量纲)	10
4	氯气/(mg/m³)	0.1
5	甲烷(处理站内最高体积分数)/%	1

附表 5 医疗机构污泥控制标准

医疗机构类别	粪大肠菌群数 /(MPN/g)	肠道致病菌	肠道病菌	结核杆菌	蛔虫卵死亡率/%
传染病医疗机构	≤100	不得检出	不得检出	—	>95
结核病医疗机构	≤100	—	—	不得检出	>95
综合医疗机构及其他医疗机构	≤100	—	—	—	>95

2.3 《绿色医院建筑评价标准》

《绿色医院建筑评价标准》（GB/T 51153—2015）部分要求如下：绿色医院建筑评价指标体系由场地优化与土地合理利用、节能与能源利用、节水与水资源利用、节材与材料资源利用、室内环境质量、运行管理六类指标组成；每类指标包括控制项、评分项。

绿色医院建筑评价应按总得分确定等级，并应符合下列规定：

1. 设计阶段评价的总得分应为场地优化与土地合理利用、节能与能源利用、节水与水资源利用、节材与材料资源利用、室内环境质量五类指标的评分项得分经加权计算后与加分项的附加得分之和。

2. 运行阶段评价的总得分应为场地优化与土地合理利用、节能与能源利用、节水与水资源利用、节材与材料资源利用、室内环境质量、运行管理六类指标的评分项得分经加权计算后与加分项的附加得分之和。

绿色医院建筑应分为一星级、二星级、三星级三个等级。三个等级的绿色医院建筑均应满足本标准所有控制项的要求，且每类指标的评分项得分不应小于 40 分。三个等级的最低总得分应分别为 50 分、60 分、80 分。

绿色医院建筑各类评价指标的权重如附表 6 所列。

附表 6 绿色医院建筑各类评价指标的权重

指标	场地优化与土地合理利用	节能与能源利用	节水与水资源利用	节材与材料资源利用	室内环境质量	运行管理
设计阶段	0.15	0.3	0.15	0.15	0.25	—
运行阶段评价	0.1	0.25	0.15	0.1	0.2	0.2

以室内环境质量为例，各项指标如下所述。

控制项

1. 医院建筑室内允许噪声级和医院建筑维护结构构件隔声性能应符合

现行国家标准《民用建筑隔声设计规范》（GB 50118）中的低限要求。

2. 建筑室内照度、统一眩光值和一般显色指数等指标应符合现行国家标准《建筑照明设计标准》（GB 50034）和《综合医院建筑设计规范》（GB 51039）的有关规定。

3. 在室内设计温、湿度条件下，建筑围护结构内表面应无结露、发霉现象。

4. 采用集中供暖空调的医院建筑，房间室内温度、相对湿度、风速等参数应符合现行国家标准《综合医院建筑设计规范》（GB 51039）的有关规定。

5. 医院建筑内所有人员长期停留的场所应有保障各房间新风量的通风措施。新风量应能调节，并应符合现行国家标准《综合医院建筑设计规范》（GB 51039）的有关规定。

6. 室内游离甲醛、苯、氨、氡和总挥发性有机物污染物浓度符合现行国家标准《室内空气质量标准》（GB/T 18883）的有关规定。

7. 医院导向标识设计应具有科学性，并应考虑人性化因素。

评分项（具体评分要求见 GB/T 51153—2015 第 8.2 节）

1. 主要功能房间的室内噪声级符合现行国家标准《民用建筑隔声设计规范》（GB 50118）的高要求标准。本条评价总分值为 10 分。

2. 主要功能房间的隔墙、楼板、门窗的隔声性能符合现行国家标准《民用建筑隔声设计规范》（GB 50118）中的高要求标准。本条评价总分值为 10 分。

3. 医院建筑的采光系数标准值符合现行国家标准《建筑采光设计标准》（GB 50033）的有关规定。本条评价总分值为 6 分。

4. 病房、诊室等房间可获得良好的室外景观。本条评价总分值为 8 分。

5. 采用合理措施，改善室内或地下空间的自然采光效果。本条评价总分值为 8 分。

6. 合理设计各种被动措施、主动措施，加强室内热环境的可控性。本条评价总分值为 10 分。

7. 采取可调节遮阳措施，降低夏季太阳辐射得热。本条评价总分值为 8 分。

8. 集中空调系统和风机盘管机组回风口，采用低阻力、高效率的净化过滤设备。本条评价总分值为 6 分。

9. 对医疗过程产生的废气设置可靠的排放系统。本条评价总分值为 5 分。

10. 新风系统过滤净化设施的设置符合现行国家有关医院建筑设计规范的要求。本条评价总分值为 6 分。

11. 门诊楼、住院楼中人员密度较高且随时间变化大的区域设置室内空气质量监控系统，并保证健康舒适的室内环境。本条评价总分值为 7 分。

12. 医院平面布局实现就诊流程优化，显著减少人员拥堵或穿梭次数。本条评价总分值为 7 分。

13. 医院设计中考虑人性化设计因素，公共场所设有专门的休息空间，充分利用连廊、架空层、上人屋面等设置公共步行通道、公共活动空间、公共开放空间，并宜考虑全天候的使用需求。本条评价总分值为 5 分。

2.4 《医疗废物集中处置技术规范》

《医疗废物集中处置技术规范》（环发〔2003〕206 号）部分内容如下：

具有住院病床的医疗卫生机构应建立专门的医疗废物暂时贮存库房，不设住院病床的医疗卫生机构，如门诊部、诊所、医疗教学、科研机构，当难以设置独立的医疗废物暂时贮存库房时，应设立专门的医疗废物专用暂时贮存柜（箱）。

医疗废物暂时贮存库房每天应在废物清运之后消毒冲洗，冲洗液应排入医疗卫生机构内的医疗废水消毒、处理系统。医疗废物暂时贮存柜（箱）应每天消毒一次。

应防止医疗废物在暂时贮存库房和专用暂时贮存柜（箱）中腐败散发恶臭，尽量做到日产日清。确实不能做到日产日清，且当地最高气温高于 25℃时，应将医疗废物低温暂时贮存，暂时贮存温度应低于 20℃，时间最长不超过 48 小时。

医疗废物运送人员在接收医疗废物时，应外观检查医疗卫生机构是否按规定进行包装、标识，并盛装于周转箱内，不得打开包装袋取出医疗废物。对包装破损、包装外表污染或未盛装于周转箱内的医疗废物，医疗废物运送人员应当要求医疗卫生机构重新包装、标识，并盛装于周转箱内。拒不按规定对医疗废物进行包装的，运送人员有权拒绝运送，并向当地环保部门报告。

医疗卫生机构交予处置的废物采用危险废物转移联单管理。设区的市环保部门对医疗废物转移计划进行审批。转移计划批准后，医疗废物产生单位和处置单位的日常医疗废物交接可采用简化的《危险废物转移联单》（医疗废物专用）。在医疗卫生机构、处置单位及运送方式变化后，应对医疗废物转移计划进行重新审批。

医疗废物运送应当使用专用车辆。车辆厢体应与驾驶室分离并密闭；厢体应达到气密性要求，内壁光滑平整，易于清洗消毒；厢体材料防水、耐腐蚀；厢体底部防液体渗漏，并设清洗污水的排水收集装置。运送车辆应符合《医疗废物转运车技术要求》（GB 19217）。

国家推行医疗废物集中处置，现阶段医疗废物集中处置应采用高温热处置技术，该技术适用于除化学性废物以外的所有医疗废物。

2.5 《医院污水处理技术指南》

《医院污水处理技术指南》（环发〔2003〕197 号）部分内容如下：

医院污水处理应遵循全过程控制、减量化、就地处理、分类指导、达标与风险控制相结合、生态安全等原则。

医院污水的收集应符合以下要求：

（1）医院病区与非病区污水应分流，严格医院内部卫生安全管理体系，严格控制和分离医院污水和污物，不得将医院产生污物随意弃置排入污水系统。新建、改建和扩建的医院，在设计时应将可能受传染病病原体污染的污水与其他污水分开，现有医院应尽可能将受传染病病原体污染的污水与其他污水分别收集。

（2）传染病医院（含带传染病房综合医院）应设专用化粪池。被传染病病原体污染的传染性污染物，如含粪便等排泄物，必须按我国卫生防疫的有关规定进行严格消毒。消毒后的粪便等排泄物应单独处置或排入专用化粪池，其上清液进入医院污水处理系统。

（3）不设化粪池的医院应将经过消毒的排泄物按医疗废物处理。

（4）医院的各种特殊排水，如含重金属废水、含油废水、洗印废水等应单独收集，分别采取不同的预处理措施后排入医院污水处理系统。

（5）同位素治疗和诊断产生的放射性废水，必须单独收集处理。

医院污水处理工艺应根据医院的规模、性质和处理污水排放去向，进行工艺选择。医院污水处理后排放去向分为排入自然水体和通过市政下水道排入城市污水处理厂两类。医院污水处理所用工艺必须确保处理出水达标，主要采用的三种工艺有加强处理效果的一级处理、二级处理和简易生化处理。

医院污水处理主要包括污水的预处理、物化或生化处理和消毒三部分。为防止病原微生物的二次污染，对污水处理过程中产生的污泥和废气也要进行处理。

医院污水进行预处理的主要目的是去除污水中的固体污物，调节水质水量和合理消纳粪便，利于后续处理。

医院污水采用生物处理，一方面是降低水中的污染物浓度，达到排放标准；另一方面可保障消毒效果。生物处理工艺主要有活性污泥法、生物接触氧化工艺、膜生物反应器、曝气生物滤池和简易生化处理工艺等（附表7）。

附表7　不同生物处理工艺的综合比较

工艺类型	优点	缺点	适用范围	基建投资
活性污泥法	对不同性质的污水适应性强	运行稳定性差，易发生污泥膨胀和污泥流失，分离效果不够理想	800床以上的水量较大的医院污水处理工程；800床以下医院采用SBR法	较低
生物接触氧化工艺	抗冲击负荷能力高，运行稳定；容积负荷高，占地面积小；污泥产量较低；无需污泥回流，运行管理简单	部分脱落生物膜造成出水中的悬浮固体浓度稍高	500床以下的中小规模医院污水处理工程。适用于场地小、水量小、水质波动较大和微生物不易培养等情况	中
膜生物反应器	抗冲击负荷能力强，出水水质优质稳定，有效去除SS和病原体；占地面积小；剩余污泥产量低甚至无	气水比高，膜需进行反洗，能耗及运行费用高	300床以下小规模医院污水处理工程；医院面积小，水质要求高等情况	高
曝气生物滤池	出水水质好，运行可靠性高，抗冲击负荷能力强；无污泥膨胀问题；容积负荷高且省去二沉池和污泥回流，占地面积小	需反冲洗，运行方式比较复杂，反冲水量较大	300床以下小规模医院污水处理工程	较高
简易生化处理工艺	造价低，动力消耗低，管理简单	出水COD、BOD等理化指标不能保证达标	作为对于边远山区、经济欠发达地区医院污水处理的过渡措施，逐步实现二级处理或加强处理效果的一级处理	低

医院污水消毒是医院污水处理的重要工艺过程，其目的是杀灭污水中的各种致病菌。医院污水消毒常用的消毒工艺有氯消毒（如氯气、二氧化氯、次氯酸钠）、氧化剂消毒（如臭氧、过氧乙酸）、辐射消毒（如紫外线、γ射线），见附表8。

附表8　常用消毒方法比较

项目	优点	缺点	消毒效果
氯气 (Cl_2)	具有持续消毒作用；工艺简单、技术成熟；操作简单，投量准确	产生具致癌、致畸作用的有机氯化物（THMs）；处理水有氯或氯酚味；氯气腐蚀性强；运行管理有一定的危险性	能有效杀菌，但杀灭病毒效果较差
次氯酸钠 （NaClO）	无毒，运行、管理无危险性	产生具致癌、致畸作用的有机氯化物（THMs）；使水的 pH 值升高	与 Cl_2 杀菌效果相同
二氧化氯 （ClO_2）	具有强烈的氧化作用，不产生有机氯化物（THMs）；投放简单方便；不受 pH 值影响	ClO_2 运行、管理有一定的危险性；只能就地生产，就地使用；制取设备复杂；操作管理要求高	较 Cl_2 杀菌效果好
臭氧 （O_3）	有强氧化能力，接触时间短；不产生有机氯化物；不受 pH 影响；能增加水中溶解氧	臭氧运行、管理有一定的危险性；操作复杂；制取臭氧的产率低；电能消耗大；基建投资较大；运行成本高	杀菌和杀灭病毒的效果均很好
紫外线	无有害的残余物质；无臭味；操作简单，易实现自动化；运行管理和维修费用低	电耗大；紫外灯管与石英套管需定期更换；对处理水的水质要求较高；无后续杀菌作用	效果好，但对悬浮物浓度有要求

医院污泥处理工艺以污泥消毒和污泥脱水为主。水处理工艺产生的剩余污泥在污泥消毒池内，投加石灰或漂白粉作为消毒剂进行消毒。若污泥量很小，则消毒污泥可排入化粪池进行贮存；污泥量大，则消毒污泥需经脱水后封装外运，作为危险废物进行焚烧处理。